TB생물

기본필기노트

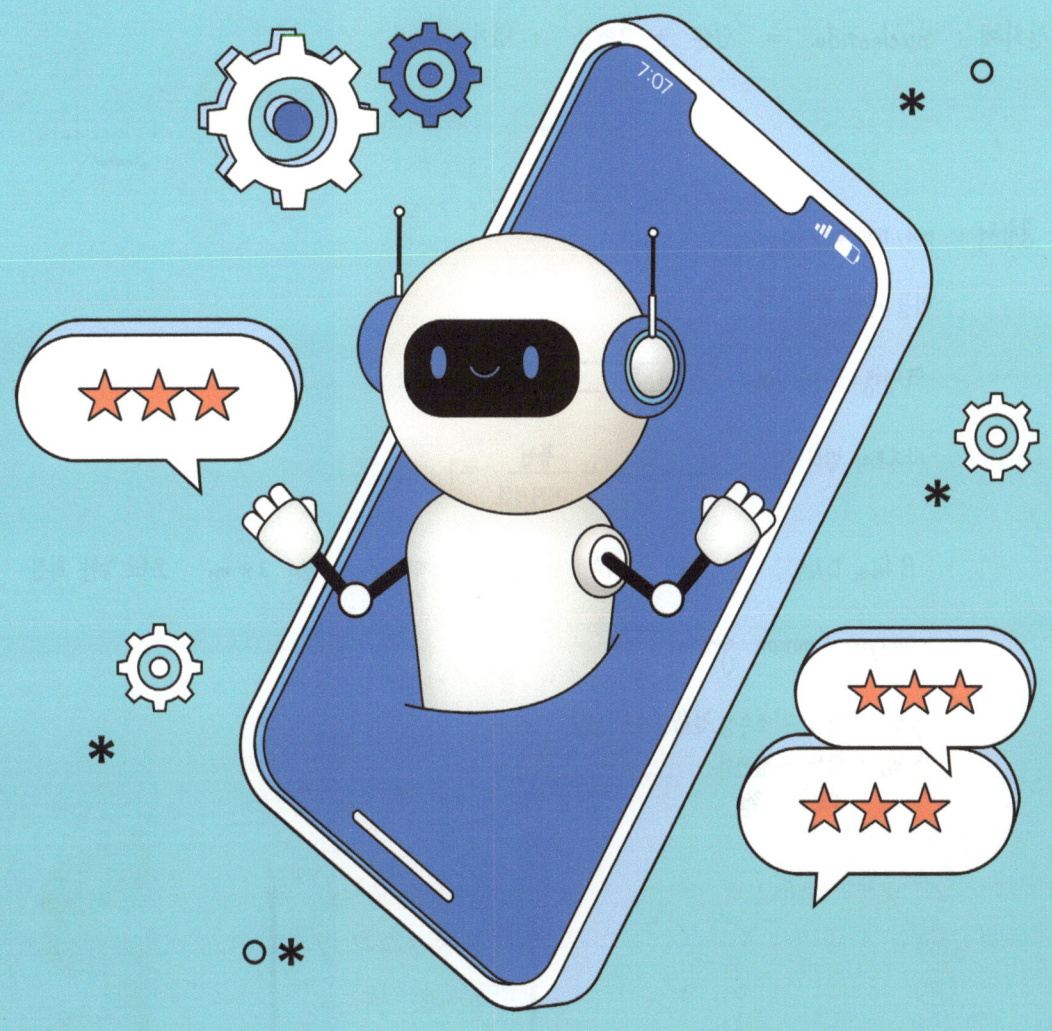

- TB생물 기본이론 완벽요약
- 시험에 나오는 핵심 부분만 추린 필기노트
- 최성윤 샘이 직접 필기한 최신노트

WISTORY

✱ 물

- 창발적 특성
  - 극성분자 - 세포 내 용매
  - 수소결합 - 응집력, 부착력, 장력, 표면장력
    - 작은 온도변화, 큰 비열, 높은 증발열
    - 0°C 얼음 낮은 밀도

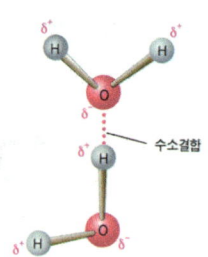

✱ DNA : Deoxyribo Nucleic Acid.

- 단위체 : nucleotide = 인산 + 오탄당 + 염기
  - 음전하
  - sugar · 비극성
  - deoxyribose · purine = A, G
  - 극성 · pyrimidine = T, C

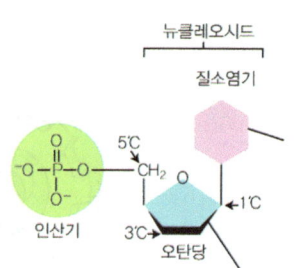

- 중합체 : · poly nucleotide

  · 이중 나선 / 두 가닥

  · 역평행 : 극성이 반대 5'──A─등──3'
                           3'──등─A──5'

  · 샤가프의 법칙 $\dfrac{A+G}{T+C} = \dfrac{퓨린}{피리미딘} = 1$

  · B form DNA. 왓슨·크릭의 DNA. 1회전 - 직경 2nm, 길이 3.4nm, 오른쪽방향 회전

  · major / minor groove

  ┌ 안 : · 염기 - 소수성 결합, 수소 결합
  └ 밖 : · 인산 - 음전하
          · 오탄당 - 극성

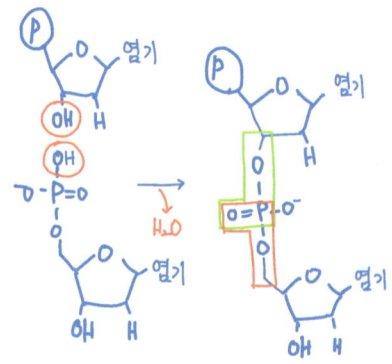

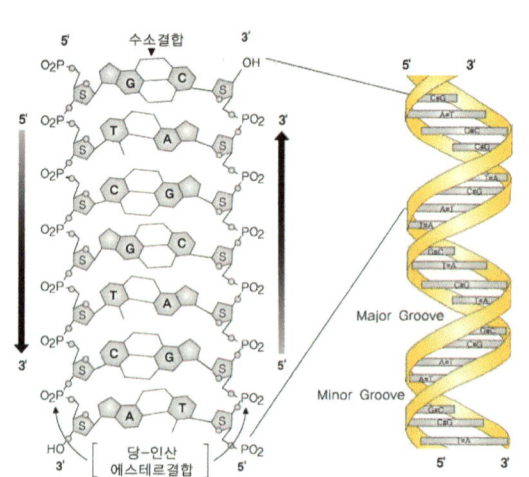

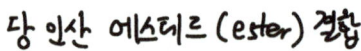

당 인산 에스테르 (ester) 결합

* RNA (Ribo Nucleic Acid)

중심원리

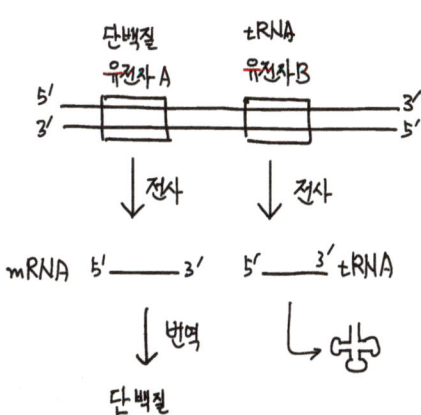

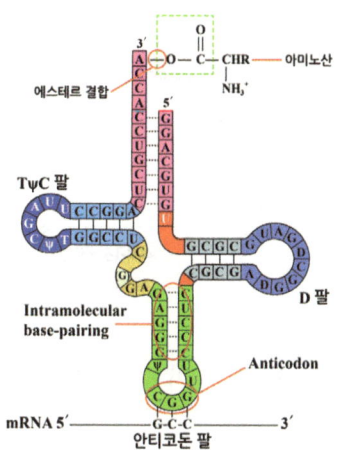

DNA	vs	RNA
유전정보		유전정보 : mRNA
		기능. : rRNA. tRNA. miRNA
· 염기 : A. U. C. G		A. U. C. G
· 당 : 2'-H.		2'-OH → NaOH에 의해 분해
· 두가닥 : 샤가프 법칙 만족.		· 한가닥 : 샤가프 법칙 만족 안함
· 이중나선		· 염기서열에 따라 다양한 구조
		· 복잡한 2차. 3차 구조

* 아미노산 (amino acid)

양성 전하. pH7.

$NH_3^+ - \overset{H}{\underset{R}{C}} - COO^-$

아미노기   카르복실기
            R
잔기/R기/결사슬

아미노산 ┌ 비극성 : Gly. Ala. Val. Leu. ile. Met. Phe. Trp. Pro.
(R기)   │   (Cys)
         └ 극성 ┌ 전하(X) : Ser. Thr. Tyr. Gln. Asn.
                └ 전하(O) ┌ 산성(-) : Glu. Asp.
                          └ 염기성(+) : Lys. Arg. His.
         * 방향족 R (aromatic) : Phe Trp Tyr

* **단백질의 구조** : 폴리펩티드 + 보조인자 ⟶ 다양한 구조 / 다양한 기능
ex) heme.

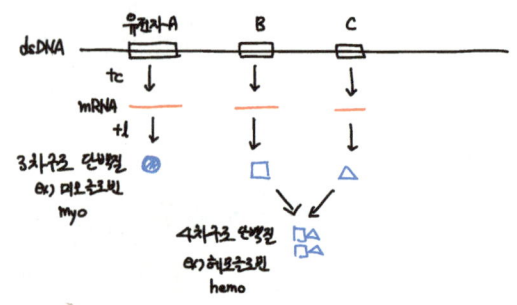

1차구조 : 아미노산 간 펩티드 결합
(공유결합)

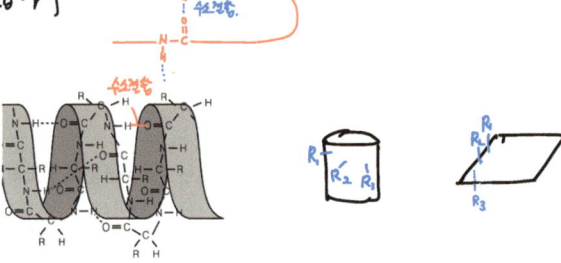

2차구조 : 수소결합 - 펩티드 결합 사이

3차구조 : R 기간 결합 순서 소수성 결합 ⟶ 수소결합/이온결합 ⟶ 이황화 결합
↓
단백질 내부 형성!

4차구조 : 서브유닛간 결합 - 주로 약한 결합

변성 : 단백질의 입체구조가 제거. 3차구조 ⟶ 1차 구조
 ex) 변성제 : SDS. 고온. 낮은 pH (HCl)

* **전기영동** : DNA. RNA. 단백질을 크기 (분자량.모양)에 따라 분리

· 작은 분자가 빠르게 이동.
· 양극으로 이동 : DNA와 RNA는 인산기 있어 음전하. 단백질은 SDS가 결합하여 음전하.
  EtBr로 염색. 밴드 형성   쿠마시블루로 염색. 파란색
· SDS-PAGE : 단백질을 크기에 따라 분리
· 2차원 전기영동 : 1차로 등전점에 따라 단백질 분리. 2차로 크기에 따라 단백질 분리

※ 탄수화물.

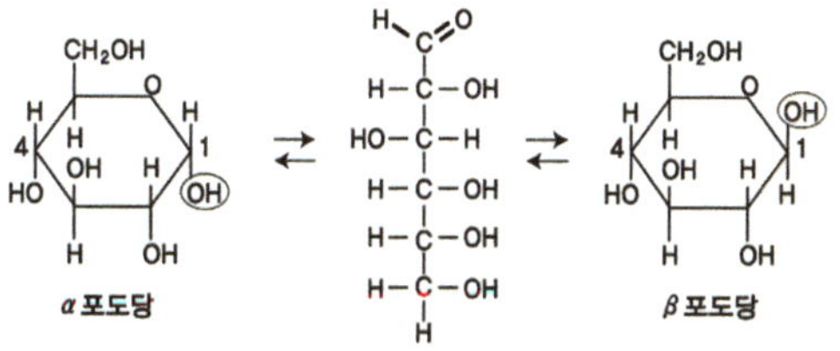

- 단당류 : 삼탄당 ~ 육탄당
  - 포도당, 갈락토오스, 과당
  - 이성질체.

  α포도당 ↔ (사슬형) ↔ β포도당

- 이당류 : 엿당 = 포도당 + 포도당
         젖당 = 포도당 + 갈락토오스
         설탕 = 포도당 + 과당

- 다당류 : 저장형 - α 포도당

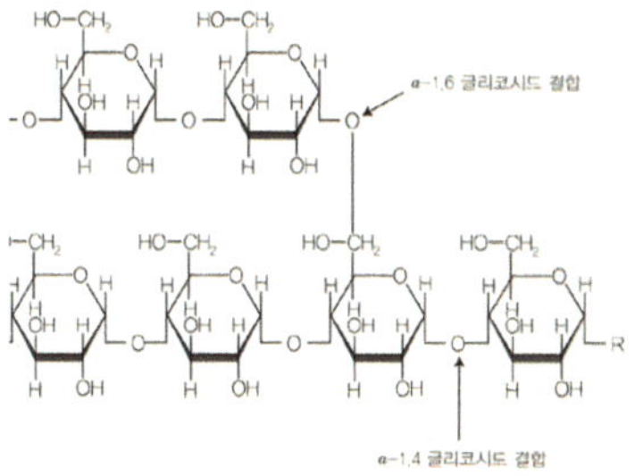

  ┌ 녹말 = 전분 ┌ 아밀로오스 : α-1.4
  │   └ 아밀로펙틴 : α-1.4, α-1.6 분지
  └ 글리코겐 : α-1.4, α-1.6 분지

  · 간 : 글리코겐 → 포·6·인 → 포도당 : 혈액으로 방출.
  · 근육 : 글리코겐 → 포도당-6-인산 : 에너지로 사용

  체구성 :

  ┌ 셀룰로오스 - β포도당. β-1.4.
  │   · 식물의 세포벽
  └ 키틴 - 아세틸 글루코사민. β-1.4

      · 절지동물 ex) 메뚜기 - 외골격
      · 환형동물 ex) 지렁이 - 외피
      · 균   ex) 곰팡이, 버섯, 효모 - 세포벽

  cf) 아밀라제 (amylase) : · 녹말, 글리코겐 → 엿당
                         · 셀룰로오스 분해 (×)

✳︎ 중성지방

- 글리세롤 + 지방산 3개
  　　　　에스테르 결합

- (지방세포) 에너지원, (피부) 피하지방 - 물보존. 체온 조절

  - 포화지방산 : 탄소간 단일 결합. 상온 고체. ex) 버터
  - Cis - 불포화지방산 : 탄소간 하나 이상의 이중결합. 상온 액체 ex) 올리브유

✳︎ 인지질

- 인산 + 글리세롤 + 지방산 2개
  　　친수성 머리　　소수성 꼬리

- 양쪽성/양친매성 분자 ⟶ · 인지질 이중층
  　　　　　　　　　　　· 단일막

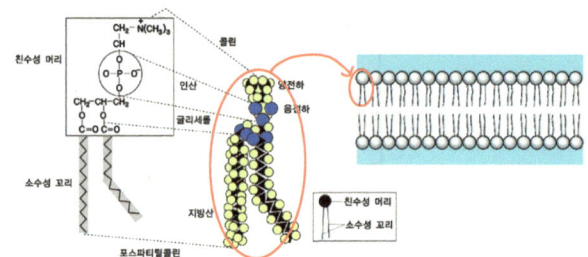

✳︎ 스테로이드

- 4개링 (탄소) + 탄화수소

- 콜레스테롤이 전구체 ⟶ 스테로이드 호르몬 생성

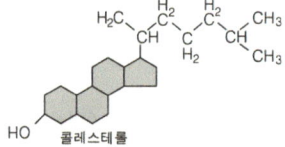

✳︎ 비타민

　　　　　　　　　결핍시.
지용성 ┌ A (레티놀) : 야맹증
　　　├ D (콜레칼시페롤 ⟶ 칼시트리올) : 구루병
　　　├ E (α-토코페놀)
　　　└ K (필로퀴논) : 혈액응고 지연

수용성 ┌ B₁₂ (코발라민) : 악성 빈혈
　　　└ C (아스코르브산) : 괴혈병

* 세포막 구성성분 / 유동성

- 인지질 :
  - 선택적 투과성 : 인지질 이중층은 <u>분배계수</u>가 큰 분자만 투과
    ≒ 소수성
  - 유동성 : 수평/좌우 유동성.

  상관관계 {
  - 불포화 지방산 함량 높을때 ┐
  - 온도가 높을때   ├ 유동성 크다.
  - 지방산 길이가 짧을때   ┘
  }
  ↓
  겨울철에 불포화지방 비율이 증가.!!

- 단백질
  - 다양한 기능 : 수송. 신호전달. 인식. 효소. 구조 등
  - 수평/좌우 유동성 있음 — "유동 모자이크"
  - 단백질이 막에 박혀 있음 — (증명) 동결 할단실험, 내재성(막관통) 단백질 구조

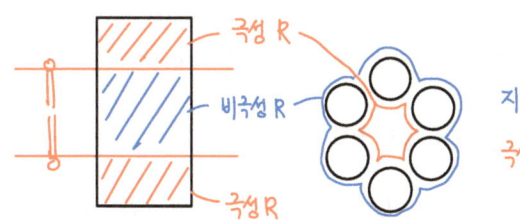

  극성 R
  비극성 R
  극성 R

  지방산과 만나는 부분은 소수성
  극성물질이 통과하는 부분은 극성

- 콜레스테롤 — 세포막 안정화 = 유동성의 범위를 줄게 조절

  막유동성
  (—) 콜레스테롤
  (+) 콜레스테롤
  → 온도

- 탄수화물 (당) :
  - 세포막의 바깥쪽면 (세포외측)에 존재 — 당단백질. 당지질
  - 세포간 인식. 신호전달

* 세포막 수송 - 수동수송 : 에너지 소모 없음. 양방향 수송. (농도)고 → 저

 - 단순확산 : 인지질막을 자유로이 투과. ex) O_2, CO_2, 스테로이드, 티록신 등 소수성 분자

  · 속도가 느림

  · 온도가 높거나 농도차가 크거나 막의 면적이 커지면 속도증가.

 - 촉진확산 : 막단백질을 통한 수송.
  - 채널 : 전기 화학적 기울기 ex) Na^+채널, K^+채널
   · 문 있음 - 자극(리간드, 전압, 신장) 왔을 때 열림
  - 수송체 : 농도기울기 ex) 포도당 수송체

 - 삼투 : 용매인 물의 이동
  - 자유물분자의 확산
  - 삼투압 / 삼투몰 : 저 → 고
              물이동

* 세포막 수송 - 능동수송 : 에너지 소모 있음, 한방향 수송. (농도)저 → 고

 - 1차 능동수송 : ~ 펌프 : 세포질의 이온 농도 유지
         - ATP 사용 ex) Na^+-K^+ 펌프 : 세포질 $[Na^+]\downarrow$, $[K^+]\uparrow$

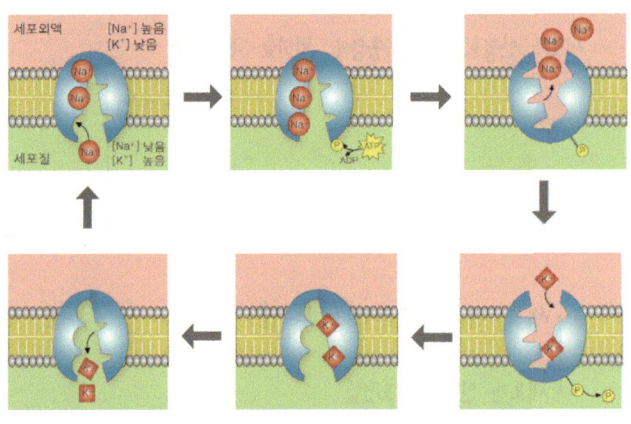

 - 2차 능동수송 : 이온의 농도 기울기를 이용하여 특정 분자를 수송
    ex) Na^+-포도당 공동 수송체, Na^+-Ca^{2+} 역방향 수송체

※ 거대분자 수송 - 세포내 섭취작용 (endocytosis)

- 음세포작용 : 용액을 받아 들임
- 식세포작용 : ex) 백혈구 (대식세포, 호중구 등)가 세균을 감싸 먹음.
- 수용체 매개 세포내 섭취작용 : ex) LDL 섭취 - LDL이 혈액에 많으면 동맥경화 유발

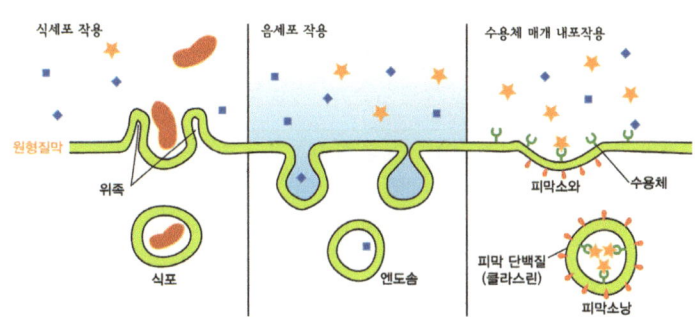

※ 세포의 진화

· 원핵세포 (고세균) →(미토콘드리아 내막계 형성)→ 진핵세포 (완성생물) ─┬─ 식물 (엽록체)
　　　　　　　　　　　　　　　　　　　　　　　　　　　　　　├─ 균
　　　　　　　　　　　　　　　　　　　　　　　　　　　　　　└─ 동물

· 세포내 공생 - 미토콘드리아, 엽록체

　증거 ┬ 이중막 구조 : 내막이 진정세균의 원형질막과 유사.
　　　 ├ 스스로 분열 : 근육세포 내 미토콘드리아 수 증가.
　　　 ├ 전사, 번역 함 : 70S 유사 리보솜 - 스트렙토마이신 감수성 있음
　　　 └ 고리형 DNA : 유전자 군호.

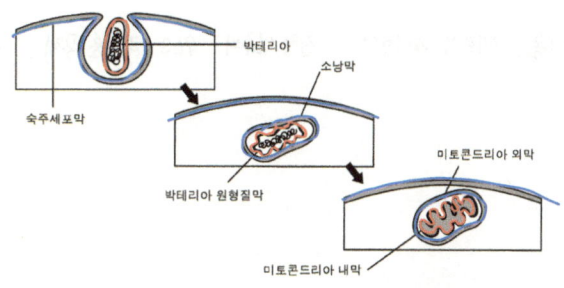

* 진정세균의 구조

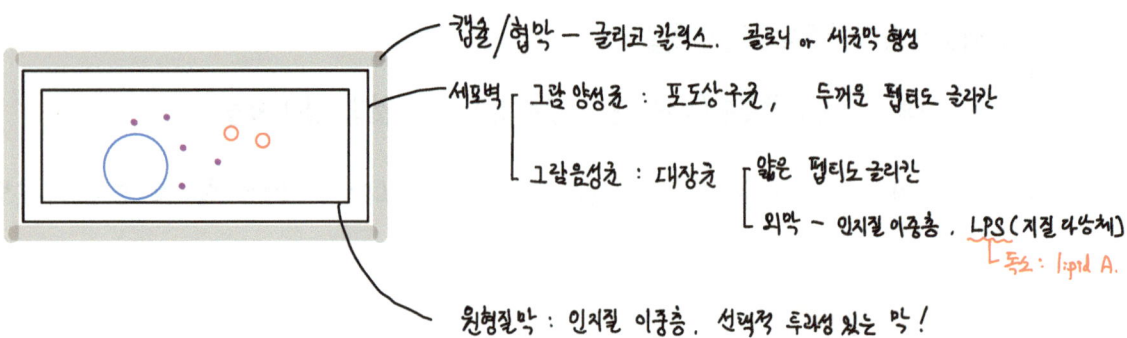

- 캡슐/협막 - 글리코 칼릭스. 콜로니 or 세척막 형성
- 세포벽
  - 그람 양성균 : 포도상구균, 두꺼운 펩티도글리칸
  - 그람음성균 : 대장균
    - 얇은 펩티도글리칸
    - 외막 - 인지질 이중층, LPS (지질 다당체)
      - 독소 : lipid A.
- 원형질막 : 인지질 이중층. 선택적 투과성 있는 막!

원형질
- 염색체 (핵양체) : 고리형 DNA. 막에 붙어 있음. 생명현상에 필수 유전자.
- 플라스미드 : 고리형 DNA. 원형질에 떠다님. 필수 유전자 아님.
  - F 플라스미드 - 유전자 교환
  - R 플라스미드 - 항생제 저항성
- 리보솜 : 70S. 진정세균 고유의 리보솜. 단백질 합성

· 편모 : 세균의 이동. 플라겔린 단백질. 프로펠러 운동 - H+ 기울기 이용
· 선모 : 세균끼리 접합. 유전자 교환 - F 플라스미드.
· 메소좀 : DNA 복제/분리.

예) O-157 : H7 대장균 - 사람 감염시 독소 방출하여 위험.

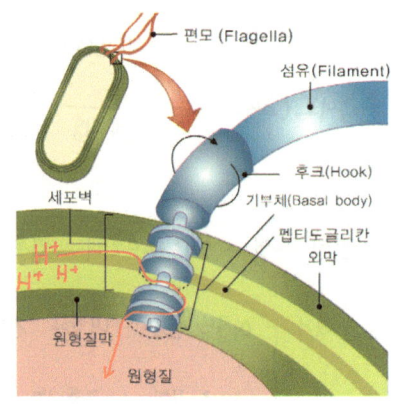

* 항생제

- 페니실린, 암피실린 : 진정세균의 세포벽 (펩티도글리칸) 합성 억제
- 스트렙토마이신, 클로람페니콜, 테트라사이클린 : 진정세균의 70S 리보솜 억제. 단백질합성 저해.

※ 진핵세포 : 핵이 있는 세포

· 핵 : 이중막, 전사, 전사후가공, 인-rRNA합성. 리보솜 소단위체 조립

· 리보솜 : 단백질 합성

· 조면소포체 : 부착리보솜, 인지질합성, 단백질접힘, 당화시작

· 활면소포체 : 지질-스테로이드 합성, 불포화지방산 생성, 지방산길이 연장
　　　　　　　(간) 독성제거, (근육) Ca^{2+}저장, 근소포체.

· 골지체 : 단백질 분류, 가공-당첨가.
　　　　　·조면소포체 → (수송소낭) → cis/medial/trans 골지체 → (분비소낭) → 세포막
　　　　　　　　　　　　　　　　　　　　　　　　　　　　　　　　　→ (수송소낭) → 리소좀

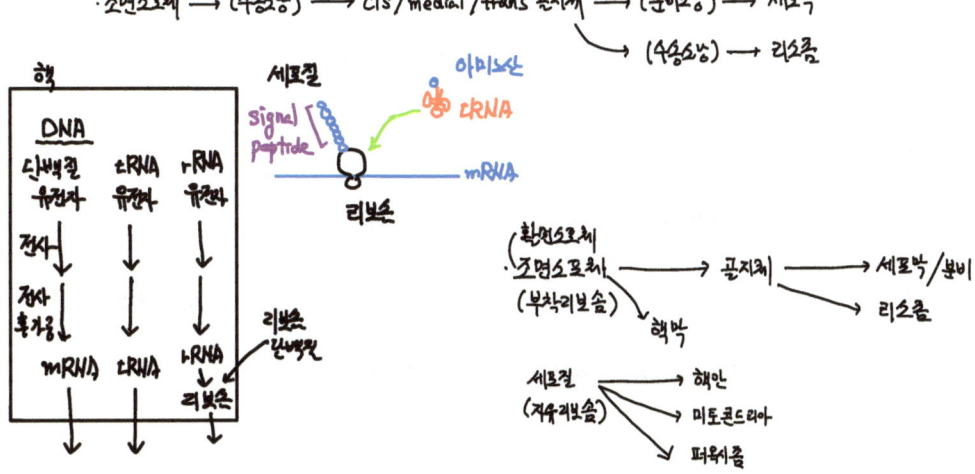

signal peptide $\xrightarrow{SRP}$ 조면소포체 →소낭→ 골지체 →소낭→ 세포막/분비
　　　　　　　　　　↓　　　↓　　　　↓소낭
　　　　　　　　　핵막　활면소포체　리소좀

핵위치신호 $\xrightarrow[RAN]{importin}$ 핵안

미토콘드리아 신호서열 $\xrightarrow{HSP70}$ 미토콘드리아.

- 리소좀 : 내부 산성, (내포작용으로 들어온 거대분자, ⟶ 가수분해 & 재활용
                    자가 탐식 (=자가소화) : 손상된 소기관)

- 액포 : 식물, 리소좀 유사 기능, 독소/색소 저장

- 퍼옥시좀 : 활성산소제거, 과산화수소제거, 지방산 산화   cf) 글리옥시좀 : 식물의 씨앗.
                                                              지방을 당으로 전환

$$O_2 \downarrow$$
$$O_2^- \xrightarrow{SOD} H_2O_2 \xrightarrow{Catalase} H_2O$$
$$(활성산소) \qquad\qquad\qquad O_2$$

유기호흡 생물은 가지고 있어야 함

- 미토콘드리아 : 이중막, 크리스타구조의 내막, 고리형 DNA, 70S 유사 리보솜
                · 매트릭스(내강) - TCA 회로,   내막 - 산화적 인산화.

- 엽록체 : 이중막, 고리형 DNA, 70S 유사 리보솜
          · 틸라코이드 - 명반응,   스트로마 - 캘빈회로 (=암반응)

- 세포골격 ┬ 미세소관 : α,β 튜불린 → 이중체, 큰 직경, 방추사, 수송트랙, 섬모, 편모.
          ├ 중간섬유 : (데스모좀) 케라틴,   (핵막하층) 라민
          └ 미세섬유 : 액틴, 작은 직경, 소장상피세포의 미세융모, 근육의 구성 성분, 세포질유동
                     세포분열시 수축환

- 섬모 : 튜불린 9+2, 기관지의 먼지 등 제거, 수란관에서 정자, 난자, 수정란 이동

- 편모 : 튜불린 9+2, 정자의 이동.

- 중심체 : 중심립 + 단백질, 동물세포, 미세소관 합성 기구

- 세포의 구조 ┬ 동물 : 세포외 기질 - 콜라겐, 프로테오글리칸.
             └ 식물 : 세포벽 - 셀룰로오스.

- 세포연접 ┬ 동물 ┬ 간극연접 : 코넥신, 세포간 물질 교환
          │   ├ 밀착연접 : 세포사이로 물질이동 막음, 상피세포의 정단면/기저면 분리
          │   └ 데스모좀 : 중간섬유 (케라틴), 두 세포를 고정시킴
          └ 식물 - 원형질 연락사 : 세포간 물질 교환

* 바이러스

- 절대적 기생체: 숙주 내에서만 증식. 숙주 밖에선 비활성

- 핵산 (DNA or RNA), 단백질, 외피 - 인지질, 단백질 (스파이크).

- 세균의 항생제는 감수성 없음.

- 인플루엔자 : 8개 (-) 단일가닥 RNA, (스파이크) 헤마글루티닌, 뉴라미다제
  · 소변이 - 헤마글루티닌 염기 변이.   대변이 - 변종: 신종플루 (H1N1), 염색체 재편성

- 코로나 : 1개 (+) 단일가닥 RNA, (스파이크) peplomer, , RT-PCR 또는 항체로 검출

- HIV : ·2개 동일한 (+) 단일가닥 RNA, 레트로 바이러스 - 감염후 cDNA로 역전사하여 숙주 게놈에 삽입
  ·숙주 내 효소로 전사/번역하여 바이러스 조립.

- 조류독감 : (-) RNA, 숙주 감염 후 cDNA로 역전사 한 후 증식, 사람에게 감염 가능성 있음.

* 진핵세포의 염색체

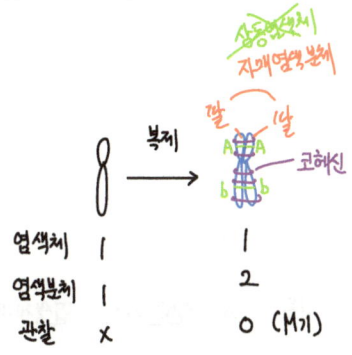

염색체	1	1
염색분체	1	2
관찰	X	0 (M기)

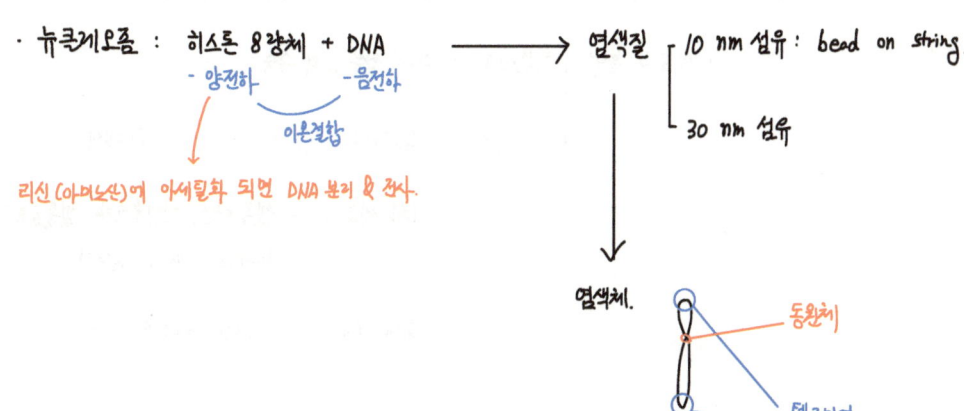

· 뉴클레오좀 : 히스톤 8량체 + DNA → 염색질 ┌ 10 nm 섬유 : bead on string.
                  - 양전하   -음전하   └ 30 nm 섬유
                     이온결합
       리신 (아미노산)에 아세틸화 되면 DNA 분리 & 전사.

* **핵형 분석** : 염색체의 종류와 수 분석

핵형 분석 : 사람 = 44 + XX (♀)
           = 44 + XY (♂)

XXY : ♂
XYY : ♂
X   : ♀
XXX : ♀

포유류 : Y 염색체 유무 → 성 결정

상염색체 { 1번 ... 22번

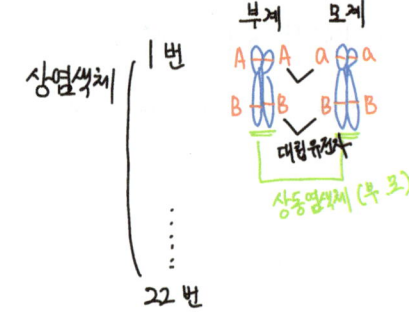

성염색체 . Y X

* **세포주기**

· G_0 : 분열 휴지기

· 간기 ┌ G_1 : 분열 결정, 세포크기 증가, 물질대사 활발, 단백질합성, 세포소기관 증가
       ├ S : DNA / 염색체 복제
       └ G_2 : 중심체 복제, 튜불린 합성

· 분열기 (M) ┌ 전기 : 염색질 → 염색체로 응축, 중심체가 양극으로 이동
             ├ 전중기 : 핵막 붕괴, 방추사가 염색체에 결합
             ├ 중기 : 염색체 가장 응축, 적도면(중기판)에 위치
             ├ 후기 : 자매 염색 분체가 분리되어 양극으로 이동, 가장 짧은 시기, 염색체수 2배
             └ 말기 : 염색체 → 염색질로 풀림, 핵/인이 다시 생성
                     · 세포질 분열 ┌ 동물세포 : 미세 섬유 고리 수축
                                   └ 식물세포 :· 적도면에 세포판 형성 - 골지체에서 펙틴 등 분비
                                              · 1차 세포벽 - 셀룰로오스 합성효소가 셀룰로오스 합성
                                                            마세소관 따라 움직임
                                              · 2차 세포벽 - 리그닌, 슈베린 : 죽은 세포

* 세포주기 조절

- 성장인자 : 특정 세포의 분열을 촉진 ex) EGF - 상피세포, EPO - 적혈구.
  (신장에서 분비, 골수에 영향.)

- 접촉저해. 밀도저해 : 세포 분열 억제

- 부착 의존성.

- 세포 주기 진행
  - 사이클린 : 주기에 따라 합성되고 분해됨
  - CDK (사이클린 의존성 인산화효소) : 사이클린과 결합하여 활성화.

  ex) 사이클린B - CDK1 : $G_2 \rightarrow M$ 진행, MPF 라 불림

- 검문지점
  - G_1 : 세포크기
  - G_2 : DNA 상태
  - M : 자매염색분체 분리

* 세포사멸 (Apoptosis)   vs   괴사 (Necrosis)

세포사멸 (Apoptosis)	괴사 (Necrosis)
· 발생과정에서 흔함.	· 환경 악화로 세포집단이 죽음
· 움츠러 꼬리 사라짐. 쥐 발가락 형성	· 산소결핍
· 신호전달 : p53. CytC. Caspase.	· ×
· ATP 소모됨	· ×
· 세포막의 변화 - 기포화	· ×
· ×	· 염증반응 일으킴
· DNA의 (규칙적) 절편화.	· DNA 무작위 절단
· 세포의 수축/응축	· 세포의 팽창. 핵/미토콘드리아 팽창

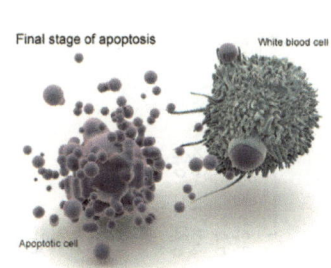

* 줄기세포

- 무한 분열

줄기세포 → 줄기세포
        → 분화세포

- 미분화

- 배아 줄기세포 : ~포배 (4점 후 100개 정도 세포 덩어리). 모든 세포로 분화 가능
- 성체 줄기세포 : <u>조혈모세포</u>, <u>정원세포</u>. 제한된 분화만 가능
                    ↓   ↓
                  혈구, 면역세포   정자

* 분화된 세포

- (현재) 분열하지 않는 → 분열 할 수 있음
  - ex) 간세포 : 부족하면 분열
  - 신경세포 : 분열 (X)

- 특정 기능을 함 : · 사람 체 내 모든 세포는 동일한 유전자를 가짐
  - · <u>유전자 중 일부</u>는 발현(사용)하여 특정 세포로 분화 됨
        └ 전사 조절

* 암세포

- 양성 종양 (benign) : 전이 (metastasis) (X)
- 악성 종양 (cancer. 암) : 전이 (O)

- 무한분열. 탈분화. 세포주기 조절(X) ┬ 성장인자 없이 분열 가능
                                    ├ 밀도저해, 접촉저해 안됨
                                    ├ 부착의존성 (X)
                                    └ 세포사멸 회피

- · 원종양(암)유전자 : 정상. 세포분열 촉진
        ↓
  · 종양(암)유전자 : · 돌연변이. 무한 세포 분열
                    · ras. myc. fos. jun.
  · 종양(암) 억제 유전자 : 정상. 세포 주기 조절
                    · Rb. p53. BRCA. APC

※ 유사분열 (mitosis, 체세포 분열)   vs   감수분열 (meiosis, 생식세포 분열)

유사분열	감수분열
- 몸의 성장. 회복. 재생.	- 정자. 난자 형성과정
- 간기 → 분열기 　　자매염색분체 분리	- 간기 → 1감수분열 → 2감수분열 　　　　　∴상동염색체 분리　자매염색분체 분리 　　　　·염색체 수 감소 (2n→n)
- ×	전기 I : 상동염색체 재조합 중기 I : 상동염색체의 독립적 분리 - 2^{23} 다양성 중기 II : 재조합/비재조합 염색분체의 독립적 분리
- 딸세포 2개	- 딸세포 4개 - 난자는 1개. 3개가 극체
- 유전적으로 동일한 세포 생성	- 유전적으로 다른 세포 생성

※ 정자 형성 과정

정원세포 (2n/DNA양 100%) : 평생 보유
　　↓　　　　　　　　　　　　　유사분열
제1정모세포 (2n/200%)
　　1개 전
　　↓
제2정모세포 (n/100%)
　　2개 전
　↙　↘
정세포 · · · (n/50%)
↓ ↓ ↓ ↓　세포질
정자　　　 　변전

※ 난자 형성 과정

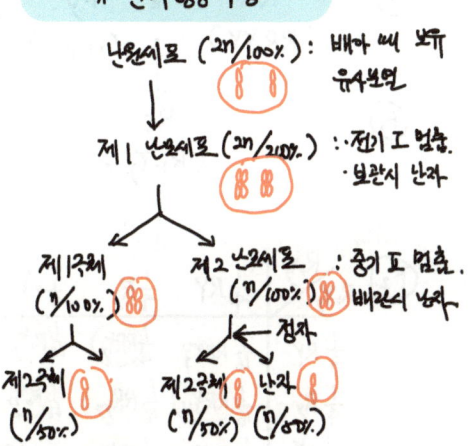

난원세포 (2n/100%) : 배아 때 보유
　　↓　　　　　　　　　유사분열
제1난모세포 (2n/200%) : ·전기 I 멈춤.
　　　　　　　　　　　　·배란시 난자
　↙　↘
제1극체　　제2난모세포 : 중기 II 멈춤.
(n/100%)　(n/100%)　　수정시 난자
　　　　　↙　↘
　　제2극체　난자
　　(n/50%) (n/50%)

※ 멘델 유전 : 단성잡종 자가 교배 — 우열의 법칙, 분리의 법칙

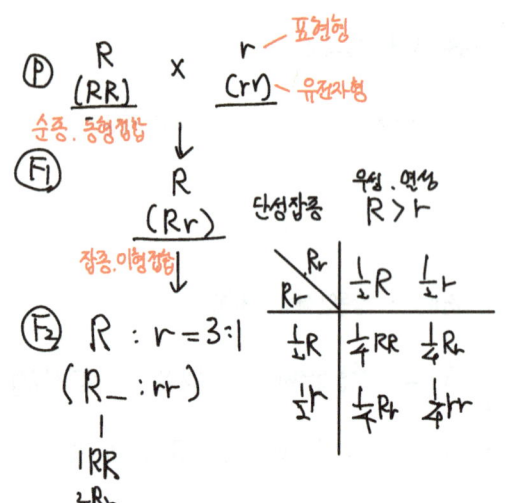

P R × r ← 표현형
  (RR) (rr) ← 유전자형
  순종.동형접합 ↓

F1 R
    (Rr)   단성잡종   우성.열성
    잡종.이형접합 ↓   R > r

Rr\Rr	½R	½r
½R	¼RR	¼Rr
½r	¼Rr	¼rr

F2 R : r = 3 : 1
    (R_ : rr)
    |
    1RR
    2Rr

※ 멘델 유전 : 양성잡종 자가 교배 — 독립의 법칙

P   RY   ×   ry   R : 둥근. 우성   Y : 노란. 우성
   (RRYY)   (rryy)   r : 주름진. 열성   y : 녹. 열성

F1   RY
       (RrYy) → 양성 잡종   R⊗r
          ↓ 자가교배   Y⊗y

F2 RrYy \ RrYy	¼RY	¼Ry	¼rY	¼ry
¼RY	1/16 RRYY	1/16 RRYy	1/16 RrYY	1/16 RrYy
¼Ry	1/16 RRYy	1/16 RRyy	1/16 RrYy	1/16 Rryy
¼rY	1/16 RrYY	1/16 RrYy	1/16 rrYY	1/16 rrYy
¼ry	1/16 RrYy	1/16 Rryy	1/16 rrYy	1/16 rryy

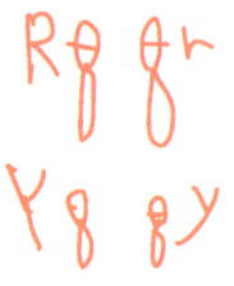

· 유전자형 : 9 종류
· 표현형 : 4 종류
  R_Y_ : R_yy : rrY_ : rryy
  = 9 : 3 : 3 : 1

* 확률의 법칙.

$Rr \times RR \longrightarrow \underline{Rr}$?
$ \underbrace{}_{\frac{1}{2}} = \frac{1}{2}$

$RrYy \times rrYy \longrightarrow \underline{Rr}\,\underline{YY}$?
$ \underbrace{}_{\frac{1}{2}}\underbrace{}_{\frac{1}{4}} = \frac{1}{8}$

RrYy \ rrYy	$\frac{1}{4}$ RY	$\frac{1}{4}$ Ry	$\frac{1}{4}$ rY	$\frac{1}{4}$ ry
$\frac{1}{2}$ rY	$\frac{1}{8}$ RrYY			
$\frac{1}{2}$ ry				

* 완전우성 : 잡종 → 한 형질이 표현형에 나타남
  ex). 유전자형 Rr → 표현형 R
  · 단성잡종 자가 교배시 표현형 3:1
  $Rr \times Rr \longrightarrow R\_ : rr = 3:1$

* 불완전 우성 : 잡종일때 모두 표현형에 안나타남
  ex). 흰꽃 × 붉은꽃 → 분홍꽃
  $rr \times R^+R^+ \longrightarrow rR^+$
  · 단성잡종 자가 교배시 표현형 비 1:2:1
  $rR^+ \times rR^+ \longrightarrow R^+R^+ : R^+r : rr = 1:2:1$

* 공동우성 : 잡종일때 모두 표현형에 나타남
  · A형 × B형 → AB형
  AA × BB → AB
  · 단성잡종 교배시 표현형 비 1:2:1
  AB × AB → AA : AB : BB = 1:2:1

* 복대립 유전자
- 같은 염색체 좌위 (locus)에 올 수 있는 유전자들

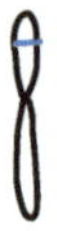

A.B.O → 상염색체. AA BB OO
　　　　　　　　　　AB BO
　　　　　　　　　　AO
- 유전자형 6가지
- 표현형 4가지
　A=B > O
　　공동우성

* 다인자 유전 : 대문자 수가 표현형 결정

ex) 사람의 피부색 : 0 ~ 6
　　　　　　　　aabbcc　AABBCC.

- 표현형 7가지

· AaBbCc × AaBbCc → 대문자 2개?

AAbbcc　1/64
AaBbcc　2/64
AabbCc　2/64　　15/64
aaBBcc　1/64
aaBbCc　2/64
aabbCC.　1/64

* 유전자 상위성 : 유전자들이 서로 영향을 줌

B : 검은색 몸　　C : 착색 (O)
b : 갈색 몸　　　c : 착색 (X) → 알비노

알비노 ──C──→ 갈색 ──B──→ 검은색
(흰색)

· 양성잡종 자가교배 시 표현형 9:3:4

BbCc × BbCc ──→ B_C_ : B_cc : bbC_ : bbcc
　　　　　　　 =　9　:　3　:　3　:　1
　　　　　　　　검은색　알비노　갈색　알비노

※ 성영향유전 = 중성유전
· 성에 따라 우성·열성의 결정!
  - h^+ : 양의 뿔 생성(O). ♂:우성. ♀:열성
  - h : (X)   ♂:열성. ♀:우성

- h^+h^+ : ♂ 뿔O . ♀ 뿔O
- h^+h :   O   X
- hh :   X   X

잡성잡종 교배시 ♂: 뿔O : X = 3:1
                  ♀: 뿔O : X = 1:3
$h^+h \times h^+h \rightarrow h^+h^+ : h^+h : hh$
                              1   2   1

※ 염색체와 유전 :

Ⓟ   R   ×   r
   ($X^R X^R$) ($X^r Y$)
           ↓
Ⓕ₁   R $X^R X^r$, $X^R Y$
           ↓

Ⓕ₂   R : r = 3 : 1
  ♂ R : r = 1 : 1
  ♀ R : r = 2 : 0

  $X^R Y$ $X^r Y$
  $X^R X^R$ $X^r X^R$

- 상염색체 유전 : 성별에 상관없이 표현형비 동일
- X염색체 유전 : 성별에 따라 표현형 비 다름

※ 가계도

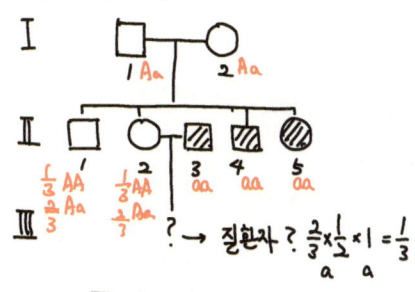

Ⅰ 1 Aa — 2 Aa
Ⅱ □ ○ ▨ ▨ ⬤
    ½AA 2 3 4 5
    ½Aa ⅓AA aa aa aa
    ⅔Aa
Ⅲ ? → 질환자? $\frac{1}{3} \times \frac{1}{3} \times \frac{1}{2} = \frac{1}{3}$
              aa aa

· □○ 정상. 우성
· ▨⬤ 질환. 열성

(상염색체) vs X 염색체
        열성인 여자($X^a X^a$)
   열성 父   열성 子
   ($X^a Y$)   ($X^a Y$)

· 열성?
  · 부모가 갖지 않은 형질
  · 자손 가짐

· X 염색체 유전 / 반성유전
  - 상염색체
  - X염색체 : 열성여자 — 아버지가 열성 $X^a Y$
             $X^a X^a$ 아들이 열성 $X^a Y$

21p

* 열성 치사

- Y : 황색 . 우성   치사. 열성
- y : 현색 . 열성   정상. 우성

Yy × Yy
↓
- 황색체 : 2
- 현색체 : 1

	Y	y
Y	YY 치사	Yy
y	Yy	yy

· X' 혈우병

XX' × X'Y
↓
성인 자녀 중 혈우병 ? $\frac{1}{3}$

	X'	Y
X	XX'	XY
X'	X'X'	X'Y

* 우성치사

ex) 헌팅턴 무도병 (H)   HH. Hh – 사망
                       hh – 생존

* 검정교배 : 열성 순종과 교배
→ 유전자형 파악
  생식세포의 비율

둥근콩 : RR × rr → Rr

	R
r	Rr

Rr × rr → Rr : rr = 1:1

	$\frac{1}{2}$R	$\frac{1}{2}$r
r	$\frac{1}{2}$Rr	$\frac{1}{2}$rr

* 독립 : 유전자가 각각 다른 염색체 있는 경우

R & r
Y & y

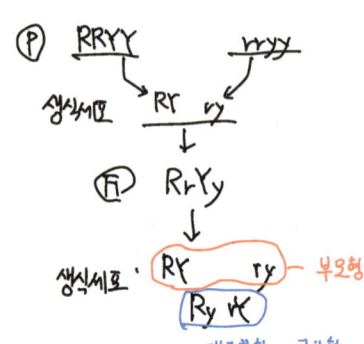

P RRYY   rryy
생식세포 RY   ry
↓
F₁ RrYy
↓
생식세포 (RY   ry) ← 부모형
         Ry rY
재조합형 = 교차형

RrYy / rryy	$\frac{1}{4}$RY	$\frac{1}{4}$Ry	$\frac{1}{4}$rY	$\frac{1}{4}$ry
1 ry	$\frac{1}{4}$RrYy	$\frac{1}{4}$Rryy	$\frac{1}{4}$rrYy	$\frac{1}{4}$rryy

* 연관: 두 유전자가 같은 염색체에 있다!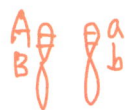

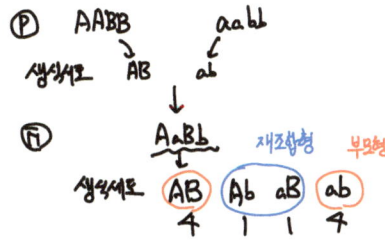

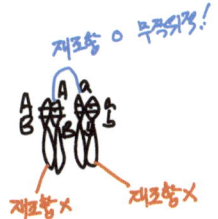

- 교차율과 생식세포 생성 비율

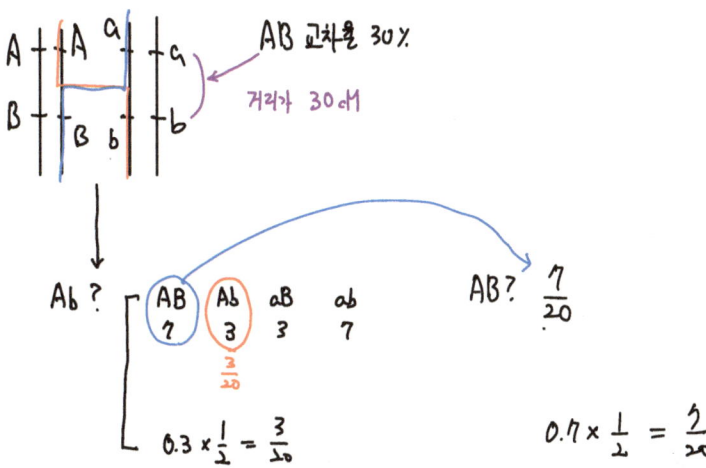

* 교차율과 염색체 지도

※ 생식세포 비율 계산하기

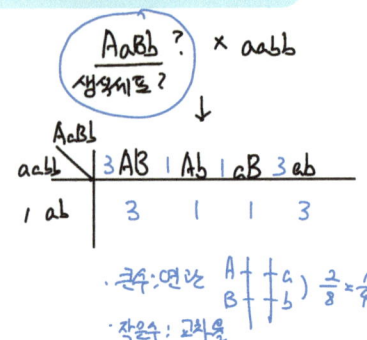

AaBb ? × aabb
생식세포 ?

AaBb\aabb	3 AB	1 Ab	1 aB	3 ab
1 ab	3	1	1	3

· 큰수 : 연관 $\dfrac{A}{B} + \dfrac{a}{b}$) $\dfrac{2}{8} = \dfrac{1}{4}$
· 작은수 : 교차율

AaBb\aabb	1 AB	3 Ab	3 aB	1 ab
1 ab	1	3	3	1

· 큰수 : 연관 $\dfrac{A}{b} + \dfrac{a}{B}$) $\dfrac{2}{8} = \dfrac{1}{4}$
· 작은수 : 교차율

※ 자가교배시 교차율 계산

AaBb × AaBb

AaBb\AaBb	0.4 AB	0.1 Ab	0.1 aB	0.4 ab
AB				
Ab				
aB				
0.4 ab				0.16

A_B_ : A_bb : aaB_ : aabb
= ___ ___ ___ 0.16

$\dfrac{A\ |\ a}{B\ |\ b}$ 20 cM.

※ 유전자풀 : 집단이 가진 전체 유전자. → 대립유전자 빈도 구한다!

하디 바인베르그 평형 : 세대간 대립유전자 빈도가 일정하게 유지. 조건 —
- 자연 선택 (X)
- 돌연변이 (X)
- 유전적 부동 (X) 우연히 일어나는 변화.
- 유전자 흐름 (X)
- 무작위 교배

- 상염색체 유전. A=0.8, a=0.2 인 경우
  AA : 0.64
  aa : 0.04
  Aa : 0.32

  $(A+a)^2 = 1$
  $A^2 + 2Aa + a^2 = 1$

- X염색체 유전. X^A : 정상. 0.8 X^a : 색맹. 0.2

  우 : XX . $(X^A + X^a)^2 = 1$
  수 : XY . $(X^A + X^a)^1 = 1$

  여성 중 색맹?   남성 중 색맹?   색맹인 사람? (♂:♀ = 1:1)
  $X^a X^a$: 0.04 $X^a Y$: 0.2 $\dfrac{0.04 \times 1 + 0.2 \times 1}{2} = 0.12$.

※ 물질 대사 : 생체 내 화학반응

· 촉매 : 반응속도 ↑
· 효소 = 생촉매, 주로 단백질 or RNA (ribozyme)
· 자유에너지 (G) : 어떤 물질 or 계 (system)가 가진 잠재적에너지
· 절대값 측정 (X), 변화량 측정 (O)
· 반응물 (G_1) ⟶ 생성물 (G_2) : $\Delta G = G_2 - G_1$
· $\Delta G < 0$: 자발적 반응, 발열반응, 이화작용
· $\Delta G > 0$: 비자발적 반응, 흡열반응, 동화작용

※ 효소의 특징

· 기질 특이성
· { 단백질 = 폴리펩티드 + 보조인자
    RNA (ribozyme)
· ΔG 변화 (X)
· E_A 낮춤
· 화학 평형 유지
  · 특정 조건 : pH, 염농도, 온도
  · 기질 농도 : 기질 포화시 최대속도
  · 효소 농도 : 비례적 증가

※ 억제제의 종류

  ┌ 비가역적 : 효소를 영구히 저해   ex) 항생제, 독극물
  │
  └ 가역적 : 효소를 억제 or 억제안함
       ┌ 경쟁적 : 기질유사체, 활성부위 결합, E에 결합 K_M 증가, V_{max} 유지
       └ 비경쟁적 :   조절부위 결합, E, ES에 결합 · K_M 유지 V_{max} 감소

※ 다른자리 입체성 효소 = 알로스테릭 효소 (allosteric)
- 4차구조 단백질 : 협동성.
- 다단계 효소 반응의 핵심 조절 효소
  : 활성자, 억제자가 같은 자리에 결합하여 조절

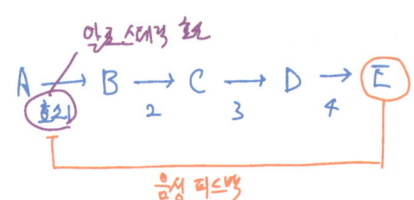

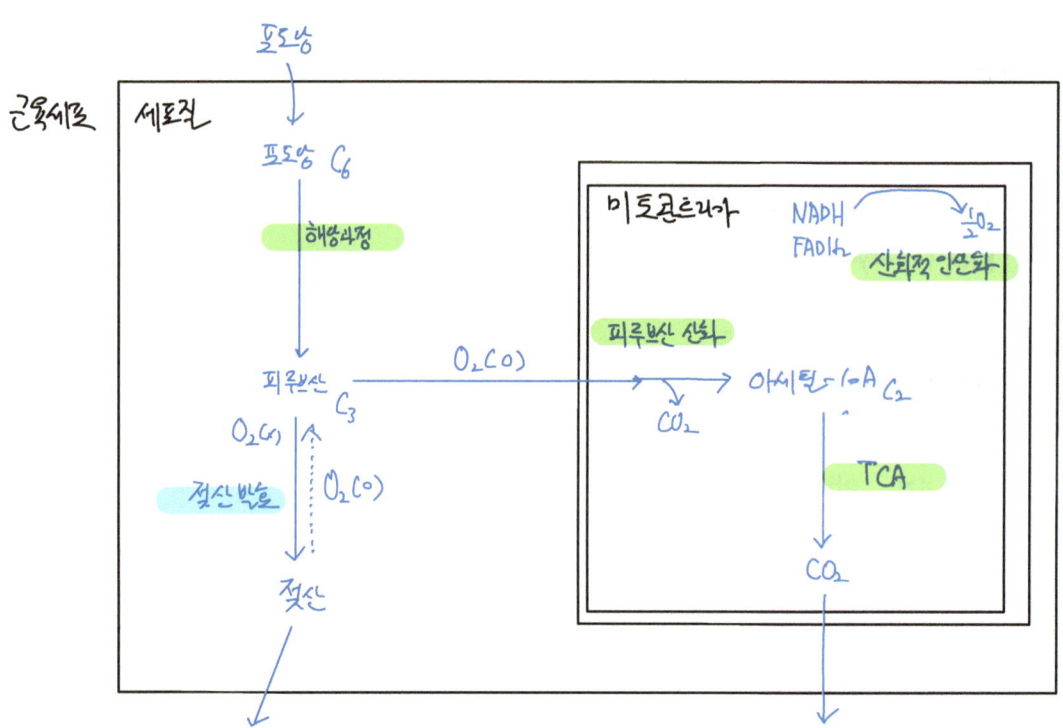

- 호기성 대사 : 세포질 과 미토콘드리아 에서 O₂ 있을때 일어나는 대사
  해당과정 · 피루브산 산화
         · TCA 회로
         · 산화적 인산화.

- 혐기성 대사 : 동물/식물세포 의 세포질에서 O₂ 없을때 일어나는 대사
         해당과정
         젖산반응

✱ 해당과정

① 세포질

② 포도당 C_6 ⟶ 2 피루브산 C_3 + 2NADH + 2ATP

③ · ATP, 시트르산 — 해당과정 억제
　· AMP — 해당과정 촉진

④
포도당 —ATP→ 포도당-6-인산 ⇌ 과당-6-인산 —ATP→ 과당-1,6-이인산 ……⟶
(근육)
　　　　　　　　↕　　　　　　　　　　　　　인산과당인산다이효소
　　　　　포도당-1-인산　　　　　　　　　⊖↑　↑⊕
　　　　　　　　↕　　　　　　　　　　　　ATP　AMP
　　　　　　글리코겐　　　　　　　　　　시트르산

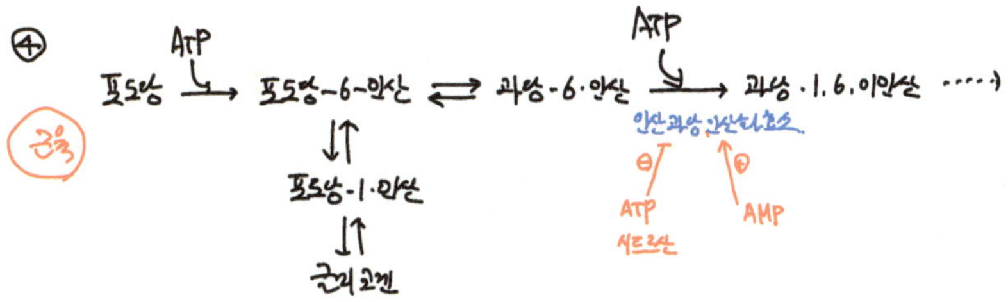

✱ 피루브산 산화

① 미토콘드리아 매트릭스 = 기질 = 내강

② 피루브산 ⟶ 아세틸 CoA + CO_2 + NADH : 탈탄산 반응 — CO_2가 들어가거나 나옴
　C_3　　　　 C_2　　　　　　　　　　　탈수소 반응 — NADH, $FADH_2$, NADPH 가 생성 또는 분해

③ O_2 (○)

✱ TCA 회로　　　내막

① 미토콘드리아 내강 (예외 : 숙 → 푸)

② 아세틸-CoA ⟶ $2CO_2$ + 3NADH + $1FADH_2$ + 1GTP/1ATP

③ O_2 (○)

피아시안 숙푸말옥
3 2 6 5 ｆ ｆ ｆ ｆ

산화적 인산화

① 미토콘드리아 내막
② ┌ 전자전달계 : 전기 화학적 기울기 생성
  └ 화학삼투적 인산화 : ATP 생성
③ ┌ 전자공여자 : NADH, FADH₂ ┐ 전자전달계
  └ 전자수여자 : ½O_2 ┘ -O_2 소모
  ┌ 전기 화학적 기울기 ┐ 화학삼투적 인산화
  └ ADP, Pi   ┘ - ATP 생성량
                       coupling

④ 전자전달계
  NADH ──────────→ ½O_2
  FADH₂
    에너지   고 ──→ 저
    전자친화도 저 ──→ 고
    산화력   저 ──→ 고

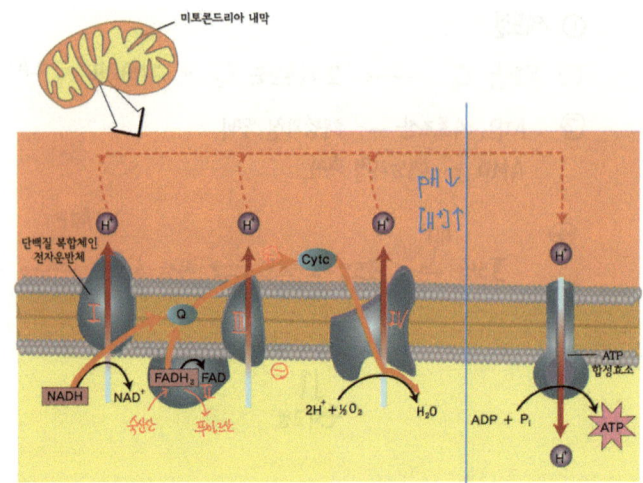

ATP 생성수
1포도당 ──→ 근육 26 ATP
         완전산화

포도당 ──해당과정──→ 2 피루브산 + 2NADH + 2ATP
                    30   6 4   2

피루브산 ──피루브산 산화──→ 아세틸-CoA + CO_2 + NADH
  15   12   3

아세틸-CoA ──TCA──→ 2CO_2 + 3NADH + 1FADH₂ + 1ATP
   12   9   2   1

NADH ──산화적인산화──→ ½O_2 : 3ATP 생성
FADH₂ ─────────────→ ½O_2 : 2ATP 생성

* O_2 있을때

$O_2(O)$ 포도당
↓
2NADH (2NAD⁺) — mt — 2FAD / 2FADH₂
2피루브산 →→ H⁺
2ATP

* O_2 없을때 : 젖산 발효

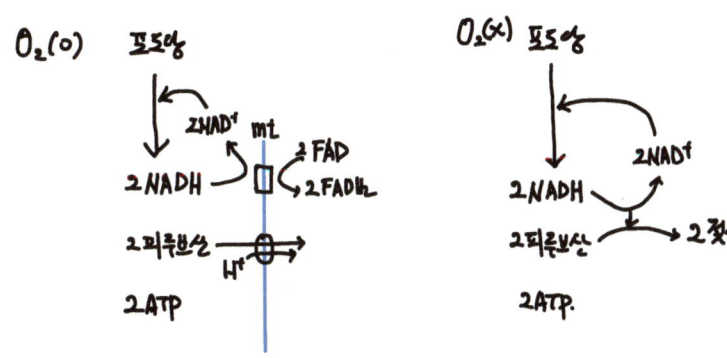

$O_2(X)$ 포도당
↓
2NADH (2NAD⁺)
2피루브산 → 2젖산
2ATP

* 젖산 발효
① (동물, 세균) 세포질
② 피루브산 + NADH —LDH⇌ 젖산 + NAD⁺
　　　　　　　-전자수용체
③ $O_2(X)$

Cori 회로 해당과정 : 해당과정 속도가 유산소 조건 보다 무산소 조건 일때 10배 증가.

* 알콜 발효
① (효모) 세포질
② 피루브산 → 아세트알데히드 + CO_2
　 아세트알데히드 + NADH → 에탄올 + NAD⁺
　　　　　　　　　　-전자수용체   ↓   ↓
　　　　　　　　　　　　　　　　　배출   해당과정
③ $O_2(X)$

* **광합성** : 식물, 시아노박테리아 (남세균/남조류), 녹조류 등

  · 독립영양 : CO_2로 생체 내 분자 만듦   cf) 종속영양 : 다른 유기물로 생체 내 분자 만듦

  · 광 : 빛에너지 이용   cf) 화학 : 화학에너지 이용

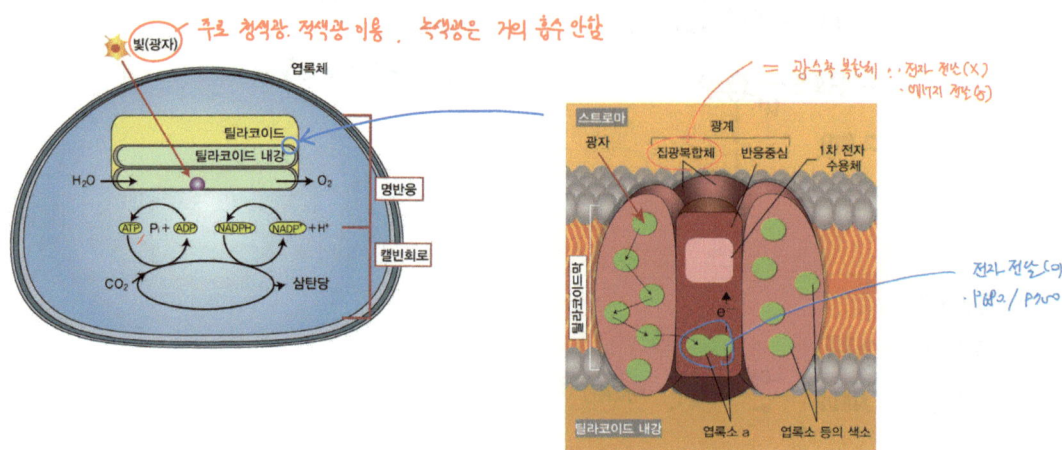

주로 청색광, 적색광 이용. 녹색광은 거의 흡수 안함

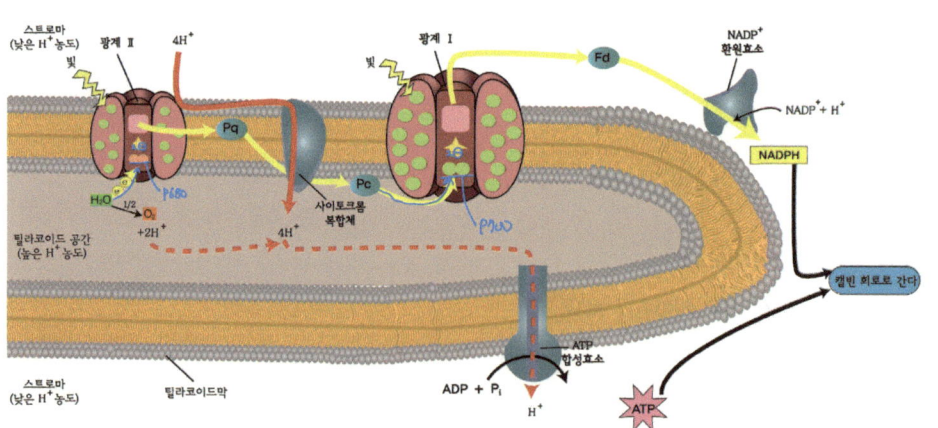

* **명반응** : ① 틸라코이드
  (광산화)
  ② ┌ 전자전달계(, H^+ 기울기 생성
     └ 화학 삼투적 인산화 : ATP 생성

  ③ 빛 → 명반응

  ④ ┌ 선형 전자전달 : ATP, NADPH, $\frac{1}{2}O_2$ 생성.
  산화·환원   스트로마   틸라코이드 내강
  반응
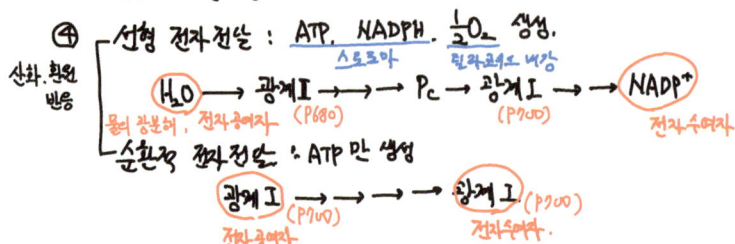
         H_2O → 광계 Ⅱ → → Pc → 광계 Ⅰ → $NADP^+$
         물의 광분해, 전자공여자 (P680)   (P700)   전자수여자

     └ 순환적 전자전달 : ATP 만 생성
         광계 Ⅰ → → → → 광계 Ⅰ (P700)
         (P700)   전자수여자
         전자공여자

※ 암반응 (=캘빈회로)
① 스트로마
② $6CO_2$, $12NADPH$, $18ATP$ ⟶ 포도당 C_6
   ($3CO_2$, $6NADPH$, $9ATP$ ⟶ $G-3P$ (C_3))
③ CO_2, $NADPH$, ATP 필요.
④ · 탄소고정 :
   · 환원 : $NADPH$.
   · $RuBP$ 재생 :

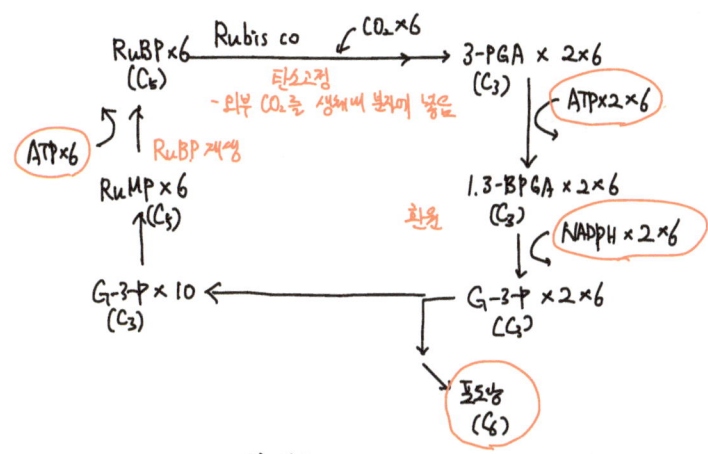

※ 광호흡 : · 고온 건조 → 기공 닫음
         · $Rubisco$ 가 산화효소작용

· $RuBP + O_2$ ⟶ $3-PGA$ + 글리콜산
· 글리콜산은 미토콘드리아, 퍼옥시좀에서 CO_2로 방출되므로 탄소유실!
· 에너지 소모과정

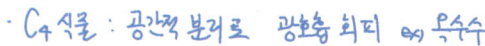

· C_4 식물 : 공간적 분리로 광호흡 회피 ex) 옥수수   · CAM 식물 : 시간적 분리로 광호흡 회피

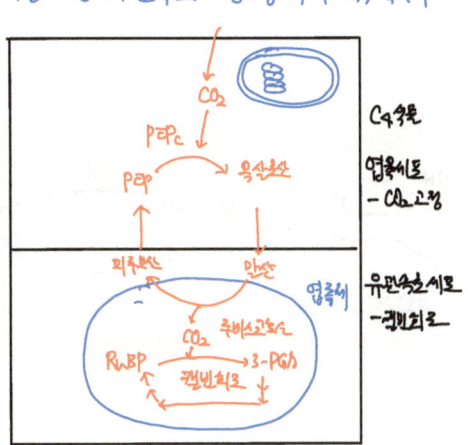   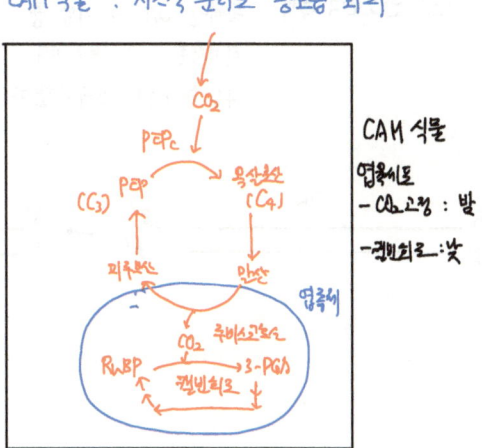

* 폐렴 쌍구균 실험 - 그리피스, 에이버리.

- R : mutant — 비병원성
- S : WT 독소있음 — 병원성
  (wild type 야생)

S → 쥐 : 죽음
R → 쥐 : 생존
열처리한 S → 쥐 : 생존
열처리한 S + R → 쥐 : 죽음
 · 혈액에서 S 검출
 · R → S 형질전환

열처리한 S
↓
세포추출액 + DNase → +R → 쥐 : 생존
    " + RNase → +R → 쥐 : 죽음
    " + Protease → +R → 쥐 : 죽음

* 박테리오 파아지 실험 - 허시 & 체이스

[^{32}P-DNA · T_2 세포 : 원심분리시 침전물 ÷ 방사능
  ^{35}S-단백질 · T_2 " :   "   상층액 - 방사능

* DNA 복제 양상

① 양방향 복제 : 복제원점 1개, 복제분기점 2개.
② 5'→3' 방향으로 중합 ⇒ 선도가닥, 지연가닥(오카자키절편)
③ 반보존적 복제 : 복제된 DNA 두 가닥 중
  · 한가닥은 기존/부모 가닥
  · 다른 한가닥은 신규/딸 가닥

5'─────────Ori─────────3' → 5'──── Ori ────3' → 5'── Ori ──3'
3'─────────────────────5'   3'────   ────5'   3'──   ──5'
                                    5'→3' 중합/신장/복제   · 지연가닥   선도가닥
                                                           오카자키절편

※ 반보존적 복제 : 복제된 DNA 두 가닥 중 ┌ 한 가닥은 기존가닥 / 부모가닥
                                          └ 한 가닥은 신규가닥 / 딸가닥

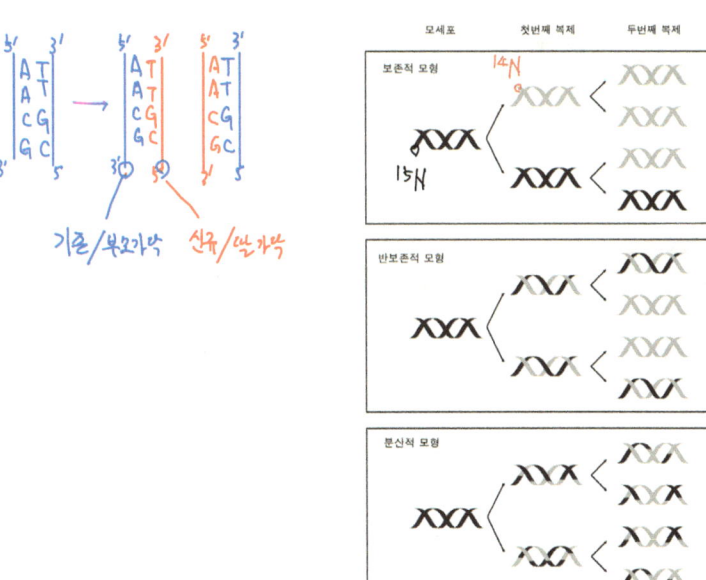

- 보존적 복제 :
- 반보존적 복제 : → 실제 결과!
- 분산적 복제 :

0'   20'   30'
1세대   2세대   3세대

	$^{15}N:^{15}N$	$^{15}N:^{14}N$	$^{14}N:^{14}N$
· 첫번째 복제 후	0	1	0
· 두번째 복제 후	0	1	1
· 세번째 복제 후	0	1	3

※ 복제 과정 - 진핵세포, 대장균

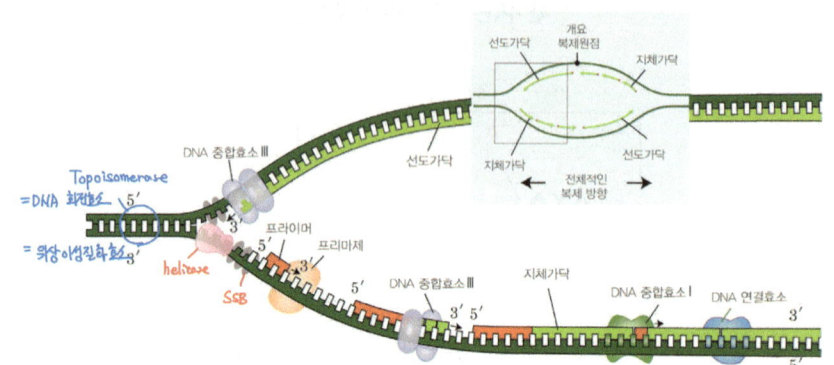

① 복제 원점 (ori) : 복제가 시작되는 지점. 대장균-1개, 진핵세포-수천개.
　　　　　　　　　· AT 쌍 많음 - 분리되기 쉬움

② 복제 분기점 (replication fork) : 현재 복제가 진행 중인 지점. 복제원점 1개 당 복제분기점 2개

③ 헬리카제 (helicase) : DNA를 두 가닥으로 분리하는 효소

④ 프리마제 (primase) : · RNA primer를 만드는 효소
　　　　　　　　　　　· RNA primer - 복제의 시발점/개시점. DNA 중합효소에 3'-OH 제공

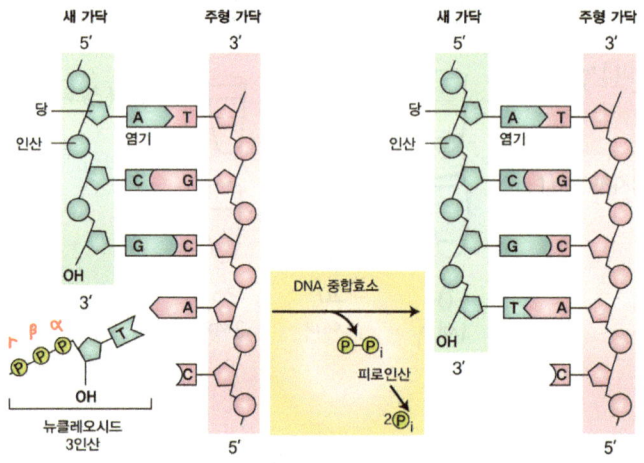

⑤ 대장균의 DNA polymerase : 5 종류. 그중 2가지 복제에 사용
　　Ⅲ : · 주효소. 선도가닥·지연가닥 모두 합성.
　　　　· sliding clamp 와 함께 복제! 속도가 빠름
　　　　· 5'→3' polymerase
　　　　· 3'→5' exonuclease : 수선 (repair).] domain.

　　Ⅰ : 보조효소. RNA primer 제거 & DNA로 대체
　　　　· 5'→3' exonuclease : RNA primer 제거
　　　　· 5'→3' polymerase
　　　　· 3'→5' exonuclease : 수선 (repair).] domain.

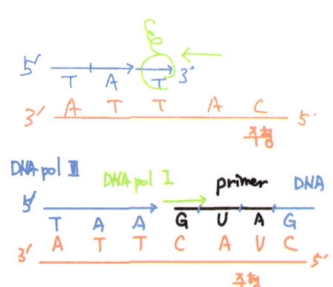

⑥ DNA 연결효소 (ligase) : 떨어진 DNA 가닥을 연결 함
　　　　　　　　　　　　　주로 오카자키 절편 / 지연가닥

⑦ 텔로머라제 (telomerase) : 진핵세포. 복제 할 때마다 선형 DNA의 끝이 짧아지는 것 방지

　　　　　　　　· 역전사 효소 - 내부 RNA를 가지고 있어 cDNA를 생산하며 붙임

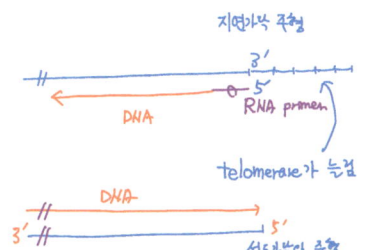 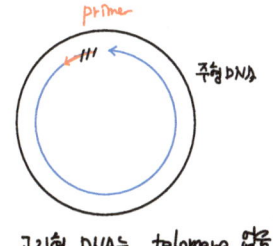

고리형 DNA는 telomere 없음

⑧ DNA 회전효소 (topoisomerase. 위상이성질화 효소) : DNA 복제시 초나선 형성을 억제
　　　　　　　　　　　　　　　　　　　　　　　　　　　　DNA 뒤틀림

※ 생합성 경로 - 비들 & 테이텀

	야생형	돌연변이체A	돌연변이체B	돌연변이체C
완전배지	+	+	+	+
최소배지	+	-	-	-
최소배지+오르니틴	+	+	-	-
최소배지+시트룰린	+	+	+	-
최소배지+아르기닌	+	+	+	+

(+: 생장, -: 생장하지 못함)

→ 효소 A가 가장 앞 부분

모두 생장하므로 A상이 최종 산물

전구체
↓ 효소A
오르니틴
↓ 효소B
시트룰린
↓ 효소C
아르기닌

· 최종 산물 넣어주면 모두 생존 - 아르기닌
　⇒ 중간 산물 생성 순서

· 어느 중간 산물을 넣어줬건 모두 생존 - 맨끝 효소
　⇒ 효소 순서

※ 진핵세포 단백질 유전자 구조

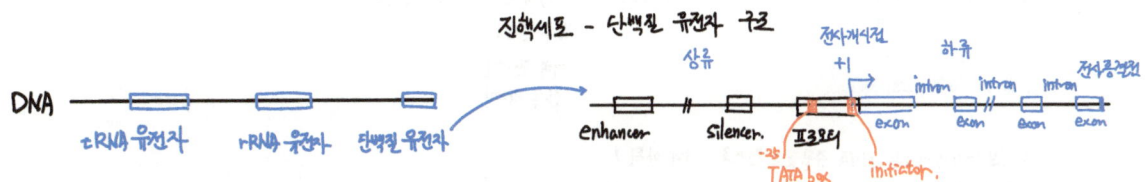

* 원핵세포 (진정세균) 전사.

- 진정세균 : <u>RNA 중합효소</u> 1종류
  - Core polymerase + sigma 인자
    - 전사   - DNA 결합
  - 전사 활성자, 전사억제자가 있음.
- 고세균 : RNA 중합효소 여러 종류

- 유전자 발현 (expression) : 유전자가 mRNA 거쳐 단백질 생산.
  - 발현이 잘 됨 : mRNA (전사량) 많아 or 단백질 많아.
    - 유전자 수 많음.
    - 강한 (strong) Promoter
    - 전사 활성자 많음. / 전사억제자 없음.

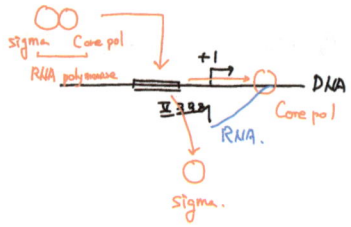

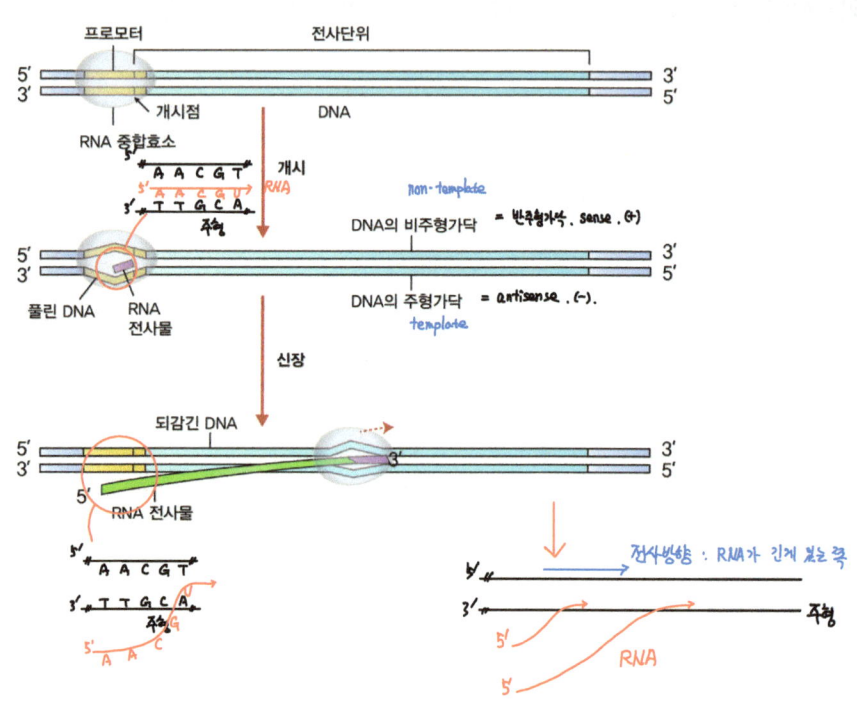

* 진핵세포 전사 특징

- RNA 중합효소 3종류
  - I : rRNA (45S rRNA)
  - II : mRNA, miRNA
  - III : tRNA, 5S rRNA.

- 전사인자 : 기본/일반/보편 전사인자, → 전사개시 복합체 형성!
  - 전사 활성자.   → 전사 가능!
  - 매개 단백질
  - 전사 억제자.

- 기본전사인자와 RNA 중합효소 만으로 전사 안됨!
- 인핸서 (enhancer) : 전사 활성자가 결합하는 DNA 부위
  - 위치가 상관 없음.
- 사일런서 (silencer) 전사억제자가 결합하는 DNA 부위.

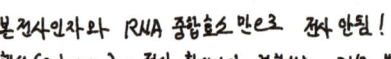

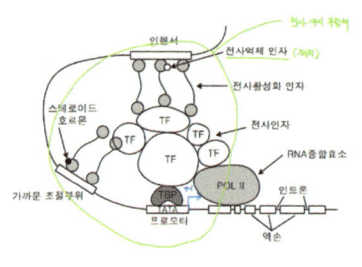

* 진핵세포 - 전사후 가공

- 전사후 가공 : 전사된 1차 전사체가 가공되어 성숙한 (완전한) RNA 생성
- mRNA 전사후 가공 : · 진핵세포. 핵.
  - 5'-capping : 5'끝에 G 뉴클레오티드 한개 첨가 ⎤ mRNA 안정화
  - 3'-polyadenylation : 3'끝에 A 뉴클레오티드 수백개 첨가 ⎥ 핵 밖으로 방출
  - splicing : 인트론 제거. - spliceosome. - snRNA. ⎦ 번역개시에 필요
  - 진행은 5'-capping → splicing → polyadenylation.

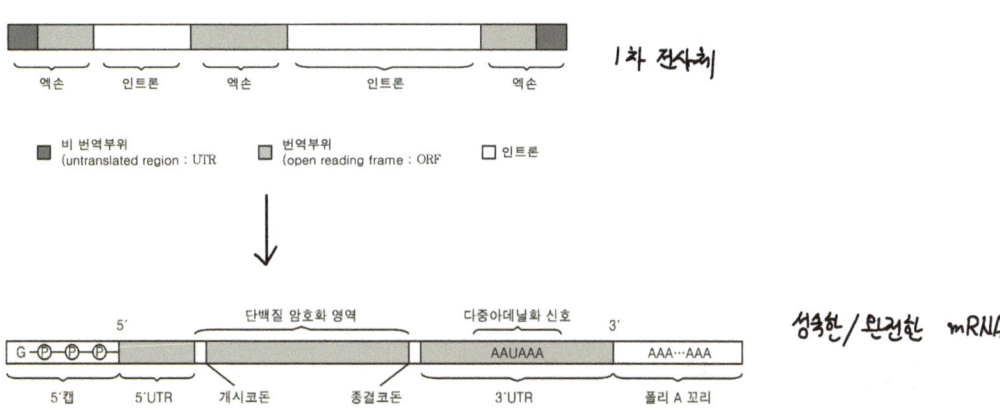

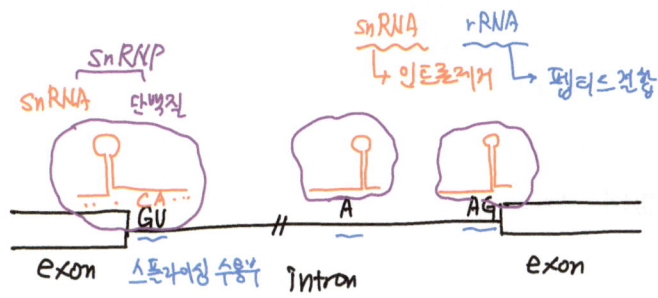

- alternative splicing : 엑손들의 조합으로 각기 다른 mRNA 형성
  - ex). 사람 : 20,500 유전자 → 75,000 ~ 100,000 mRNA./단백질
  - 진핵세포 : 적은 유전자 수 → 많은 단백질 수 : 고등생물!

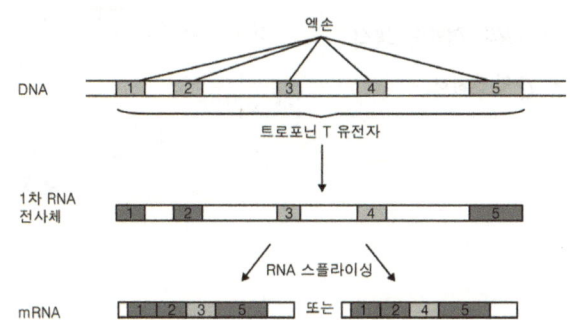

✱ tRNA의 특성

tRNA의 가공과정 : 원핵세포 - 세포질, 진핵세포 - 핵
- 염기의 변형 : tRNA는 염기가 4종류 (X), I (inosine)
- 3'끝에 CCA 첨가 → CCA 3'에 아미노산이 공유결합

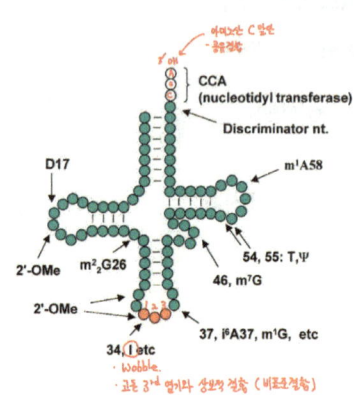

✱ 코돈 (codon) : 종마다 다를 수 있음.

- 사람 기준. - 64 종류 코돈
  - 개시코돈 : 5'-AUG-3'
  - 종결코돈 : 5'-UAA-3'
    - 5'-UGA-3'   '아가악'
    - 5'-UAG-3'
- 3염기조 : 아미노산 종류 20개 지정.
- 중복성 : 여러 코돈이 한 아미노산 지정!
  - 코돈의 3rd 염기가 달라도 되는 경우 흔함

✱ 번역순서

① 5'에서부터 첫번째 AUG 찾기
② 3염기씩 코돈 해석
③ 종결코돈 나오면 번역 종결.
- DNA 서열 나오면 상보적 서열인 mRNA 적어서 해석
- 아미노산 서열은 N말단 → C말단이다

DNA
안주형 — 5'-ATTC ATG CCC TAG CCA -3'
주형 — 3'-TAAG TAC GGG ATC GGT -3'
                              ↓ 전사
mRNA
5'- AUU C [AUG] CCC [UAG] CCA -3'
                              ↓ 번역
polypeptide
N —(메.)—(프)— C.
· 코돈 3.

✻ 번역에 필요한 요소

- mRNA : 코돈제공
- tRNA : 아미노산 운반, 2차구조-clover 일구조, 20종류 가능. fMet - tRNA^{fMet}
  아미노산 tRNA
  - mRNA의 코돈과 tRNA의 안티코돈이 상보적 결합
  - 아미노아실 tRNA 합성효소 : tRNA와 아미노산을 공유결합. 20종류
- 리보솜 : 번역이 일어나는 장소
  - mRNA와 tRNA가 결합
    - A 자리 : 아미노산 가진 tRNA가 있는 자리
    - P 자리 : 폴리펩티드 가진 tRNA가 있는 자리
    - E 자리 : tRNA가 머물다 나가는 자리
- GTP : 번역의 에너지원.

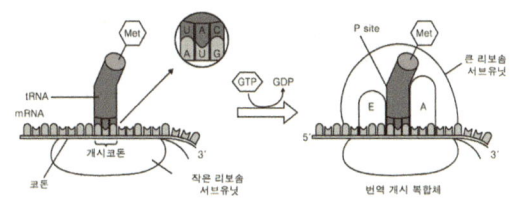

✻ 번역 과정

① 작은 리보솜 소단위체가 mRNA에 결합
  - 원핵세포: mRNA의 샤인-달가노 서열에 결합.
  - 진핵세포: mRNA의 5' cap 에 결합

② 개시 tRNA가 mRNA의 개시코돈에 결합
  - 원핵세포 : fMet - tRNA^{fMet}
  - 진핵세포, 고세균 : Met - tRNA^{Met}

③ 큰 리보솜 소단위체가 결합
  - P 자리에 개시 tRNA가 위치함

④ A 자리에 다음 코돈에 결합하는 tRNA가 들어옴

⑤ 아미노산 끼리 <u>중합</u> → 리보솜 이동.
  └ 큰 리보솜 소단위체 내 rRNA가 중합!

⑥ A 자리에 종결코돈이 있으면 대응하는 tRNA가 없으므로 방출인자가 결합 → 번역 종결

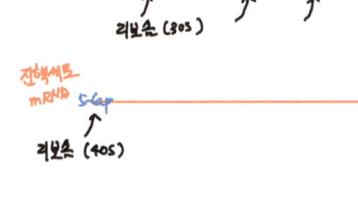

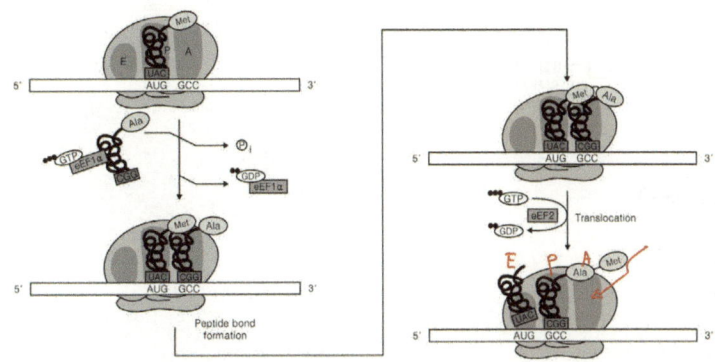

※ 오페론 구조

원핵세포 - 단백질 유전자 구조: Operon - 원핵세포의 유전자 발현 조절 단위. (package)

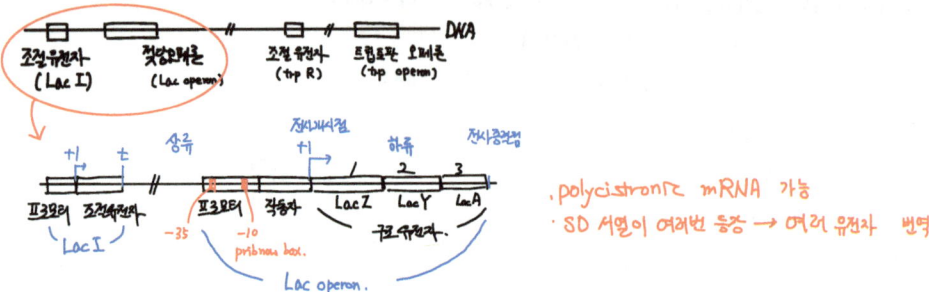

- polycistronic mRNA 가능
- SD 서열이 여러번 등장 → 여러 유전자 번역

※ 젖당오페론 조절

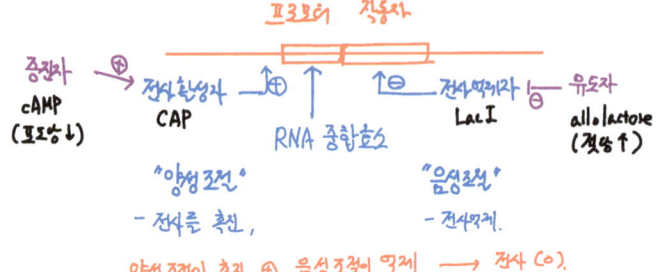

"양성조절" "음성조절"
- 전사를 촉진. - 전사억제.

양성조절이 촉진 ⊕ 음성조절이 억제 → 전사 (O).

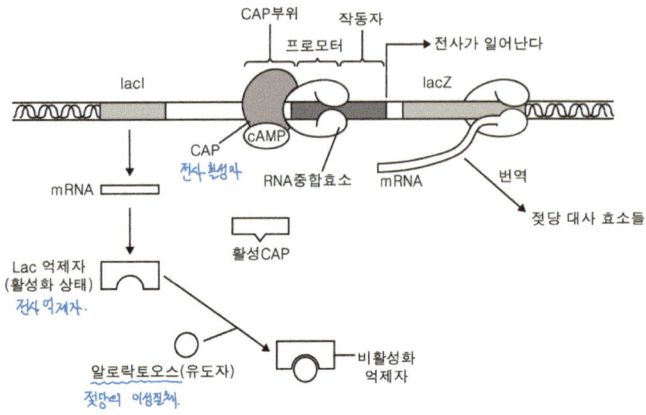

포	젖	(Lac operon) 전사?
O	X	-
O	O	-
X	X	-
X	O	+

포도당이 없고 젖당이 있는 경우만 젖당오페론이 전사!

※ trp operon : 동화과정 / 억제성

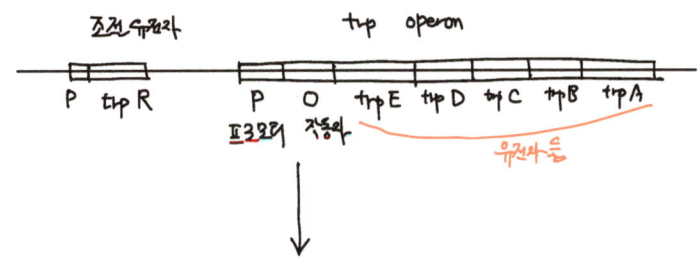

① Trp이 공동억제자로 작용!

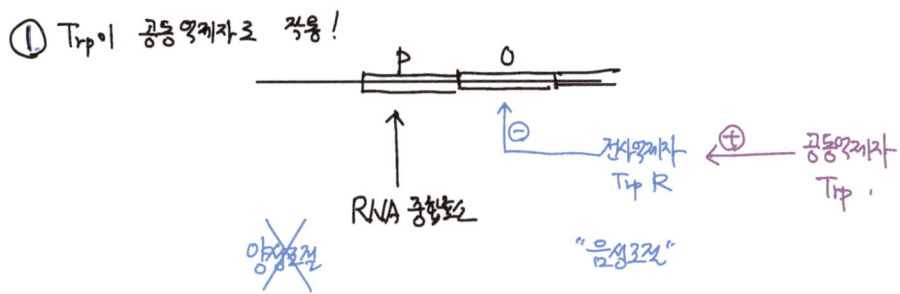

"음성조절"

② Trp이 알로스테릭 효소들 억제! 음성피드백"

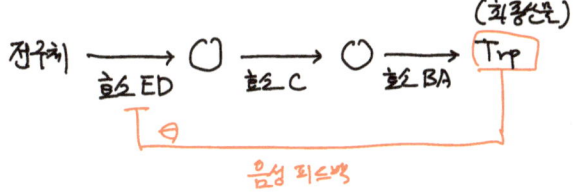

음성 피드백

③ Trp 농도가 높을 때 전사의 조기종결 (감쇠. attenuation) 일어남

- 선도서열만 전사 됨

[Trp]↑ = [Trp-tRNA]↑
- 짧은 RNA 생성. 전사조기종결, 전사 감쇠.
  (attenuation)

```
        +1   구조유전자
   P O L E D C B A
[Trp]↑      짧은 mRNA
[Trp]↓              긴 mRNA.
```

```
   P  O  trp codon  L         E
            개시  1  2종결 3  4
         전사수 상보적 결합
         1-2, 2-3, 3-4.
```

* 젖당 오페론과 트립토판 오페론의 비교

	Lac operon	Trp operon
	이화과정. 유도성.	동화과정. 억제성
전사 { 양성 조절	O	×
- 전사 촉진	cAMP - CAP.	└ 항상 있음
	[포당]↓	
음성조절	O	O
- 전사 억제	LacI	TrpR
	⊖↑	⊕↑
	allolactose (젖당)↑	Trp. (트립토판)↑
	유도자	공동 억제자
RNA 중합효소.	혼자 결합 (×)	혼자 결합 (O)
음성 피드백	—	O
- 효소억제		Trp이 효소를 억제

전사조절   작용체 (effector)

공동억제자.
전사억제자 ⊕← : TrpR - Trp
         ⊖← 유도자
             : LacI - allolactose

         ⊕← 촉진자
전사활성자   CAP - cAMP
         ⊖← 억제자
             ?

* 진핵세포의 전사 조절

염색체
↓
염색질
├ 30 nm 섬유
│ ↓ 염색질 구조변경 복합체
│   (chromatin remodeling complex)
└ 10 nm 섬유
   "이질 염색질" ⤳ 메틸화 : 전사 (×)

탈아세틸화 ↑↓ 아세틸화/HAT의 N 말단 꼬리의 라신.
/HDAC
   "진정 염색질" : 전사 (O)

* 유전외적 유전 / 후성 유전 (epigenetics)

- DNA의 프로모터 (예- CpG island)의 메틸화 → 전사억제 : 환경/조건에 따른 발현조절

* **miRNA (micro RNA)**

짧은 (20-23 nt) 단일가닥 RNA.

miRNA 유전자 (수백종류)로 부터 생성

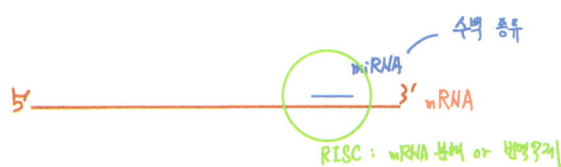

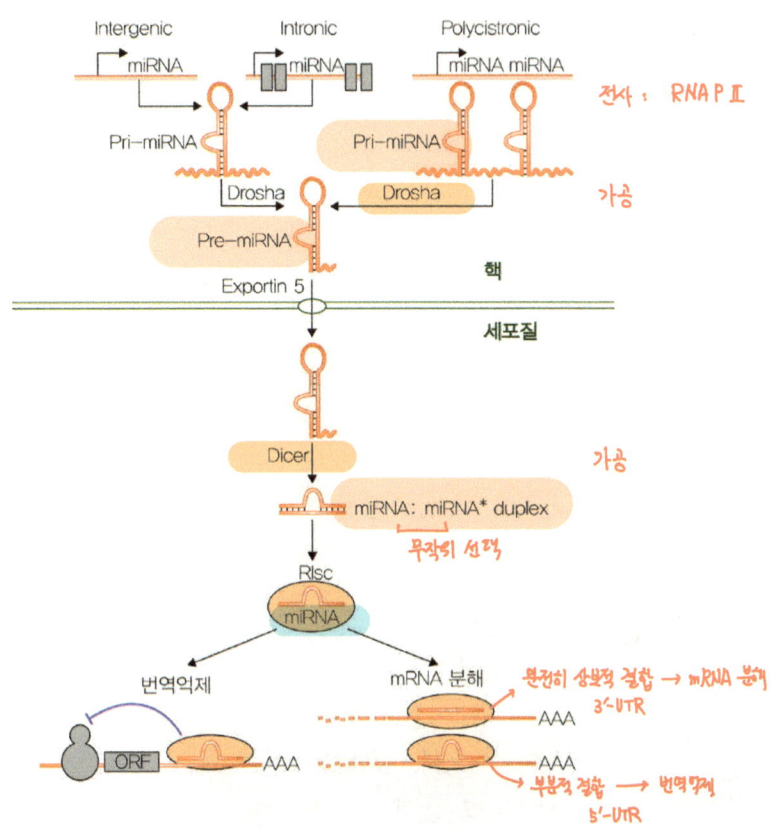

antisense RNA ⟶ RNAi ⟶ siRNA.

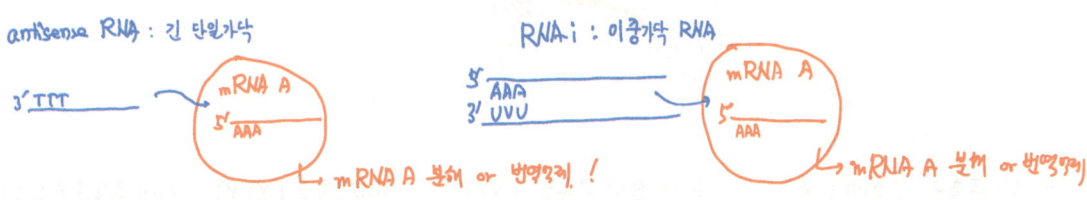

* **프로테아솜 (proteasome)** : 불필요 or 잘못 접힌 단백질을 분해하는 작은 소체

유비퀴틴 (ubiquitin) : 분해할 단백질에 붙어 표시하는 단백질

※ 점돌연변이
 - 암호화 부위 (ORF : 개시코돈 ~ 종결코돈 사이)
   ┌ 격자이동 : nt 1~2 삽입 or 결실
   └ 염기치환
       ┌ 센스/침묵 : 아미노산 서열 유지
       ├ 미스센스/착오/과오 : 아미노산 치환 → 단백질 기능 유지 할수 있음 : 중립 돌연변이
       └ 넌센스/사슬종결 : 종결코돈 생성 → 짧은 폴리펩티드 길이. but. mRNA 길이 유지

※ 염색체 구조이상

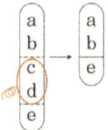 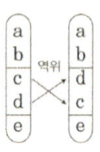

※ 염색체 수이상 (이수성. aneuploid)

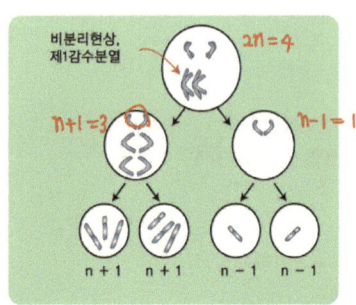 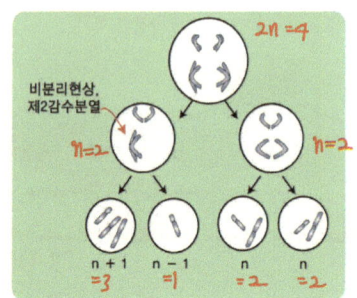

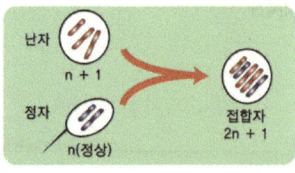

- 다운 증후군 (21번 × 3) , 클라인펠터 증후군 (XXY) 야콥증후군 (XYY). 터너 증후군 (XO)

✱ 유전자 전달.

- 접합 (conjugation) : 세포 ⟶ 세포
- 형질도입 (transduction) : 파아지 ↷ 세포 ⟶ 세포
- 형질전환 (transformation) : DNA ⟶ 세포
- 형질주입 (transfection) : DNA ⟶ 진핵세포

- 삽입서열 : 원핵
- 트랜스포존 : 원핵, 진핵, 중복사슬
  - 직접 옮기기 : 옥수수 Ac/Ds. 만약
  - 전사 후 역전사한 cDNA 옮기기
    : 사람 LINE, SINE, Alu
    genome 12%   10%

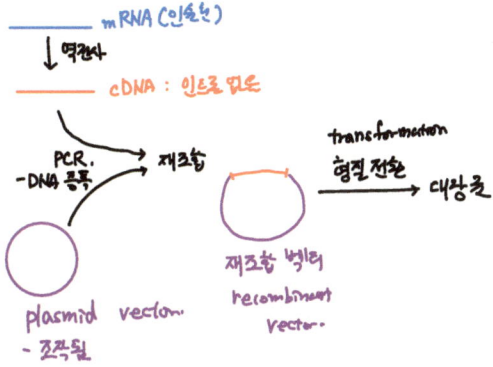

  전이인자
  = 전이인자

cf) piRNA 결합 RNA : 트랜스포존이 빈번하게 전사하는 것 억제.
   (중규사슬)   : 이질염색질 형성.
   = piRNA   생식세포 형성 - 메틸화 재설정.

✱ Gene cloning : 유전자가 똑같은 개체를 생산!
ex) 사람의 인슐린 유전자를 가진 세포들로 만들기.

```
——— mRNA (인슐린)
  ↓ 역전사
——— cDNA : 인트론 없다
        PCR.        재조합    transformation
        -DNA 증폭   ⟶              형질전환    ⟶ 대장균
                         재조합 벡터
   plasmid vector.   recombinant
    - 조작될            vector.
```

✱ 역전사 : mRNA를 주형으로 cDNA를 합성
  · 인트론이 없는 DNA를 만들어 세포에 넣고 단백질 생산하기 위함
        splicing 못하므로 인트론 있으면 안됨

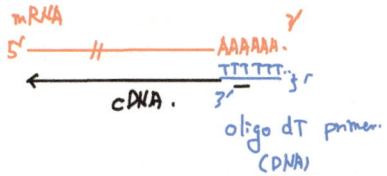

mRNA
5'————//————AAAAAA.
              TTTTTT··
    cDNA.   3'   5'
         oligo dT primer.
           (DNA)

* PCR (중합효소 연쇄 반응, Polymerase Chain Reaction)

- 재료
  - 주형 DNA : 단일가닥 or 이중가닥
  - dNTP
  - primer : DNA. 쌍(pair)
  - Taq polymerase : 내열성 DNA 중합효소.

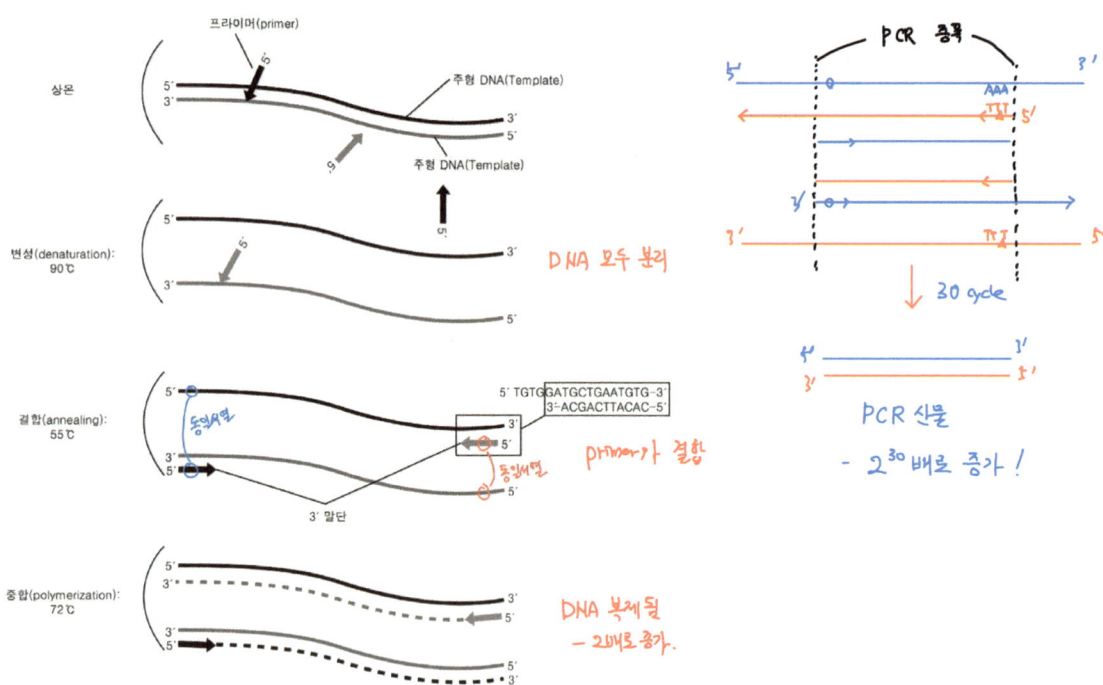

- 변성(denaturation) 90℃ → DNA 모두 분리
- 결합(annealing) 55℃ → primer가 결합
- 중합(polymerization) 72℃ → DNA 복제됨 — 2배로 증가.

PCR 산물
- 2^{30} 배로 증가 !

* 재조합 기술

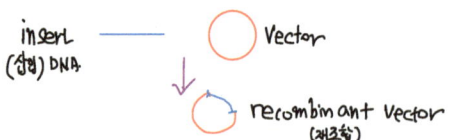

insert (삽입) DNA → Vector → recombinant vector (재조합)

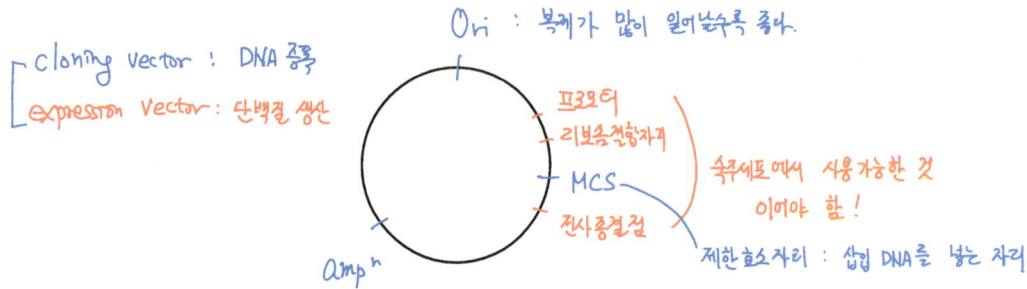

- cloning vector : DNA 증폭
- expression vector : 단백질 생산

- Ori : 복제가 많이 일어날수록 좋다.
- 프로모터
- 리보솜 결합자리
- MCS
- 전사종결점
- amp^r

→ 숙주세포에서 사용가능한 것이어야 함!
제한효소자리 : 삽입 DNA를 넣는 자리
- 항생제 저항성 유전자 : 형질전환체를 선별하기 위해 사용

* 제한효소 (restriction enzyme)

- 진정세균, 고세균의 방어 기구 : 파아지의 DNA를 절단. 자기 DNA는 메틸화시켜 보호
  회문구조 (palindrome)

① 자르는 방식 - blunt / sticky end
② 붙이는 방식 - 같은 sticky end (서열)
③ 방향성 - insert 양끝

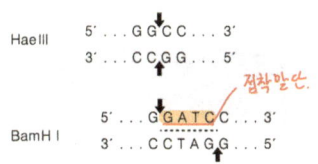

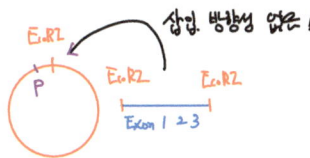

방향성 : insert 의 양 끝이 동일하면 방향성 없음
삽입 방향성 없음!

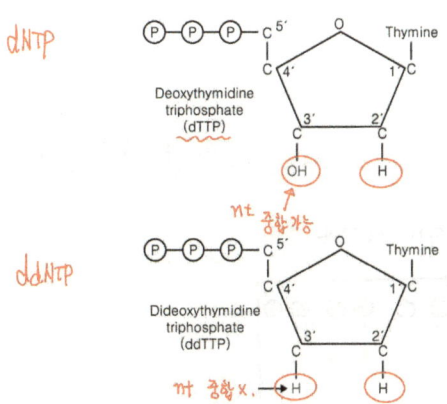

* ddNTP를 이용한 염기서열 분석법 : Sanger 법 - DNA 염기서열을 분석하는 방법

cf) 에드먼 분석법 : 단백질 아미노산 서열을 분석하는 방법

dNTP

ddNTP

nt 중합 가능

nt 중합 X

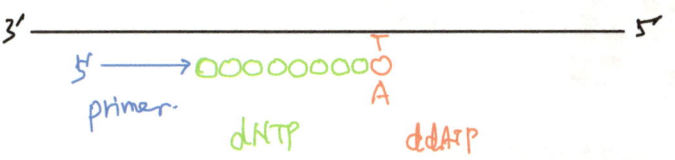

primer   dNTP   ddATP

* 혼성화 기법 : hybridization. blot

  - Southern blot : DNA probe로 DNA 찾는 방법 (탐침)→방사능 표지
  - Northern blot : DNA probe로 RNA 찾는 방법
  - Western blot : 항체로 단백질 찾는 방법

* DNA chip / microarray (미세집적칩)

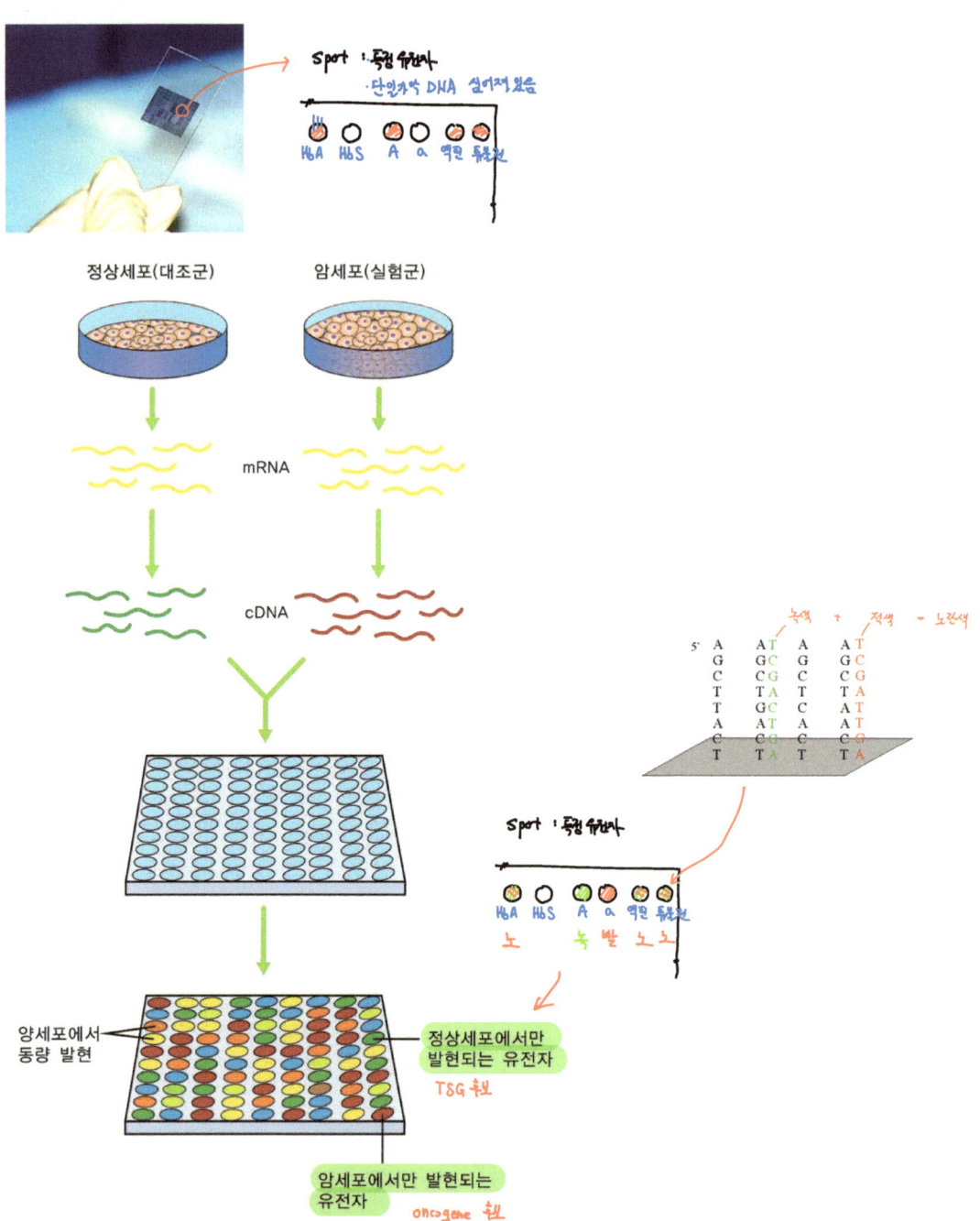

* 크리스퍼 (CRISPR)

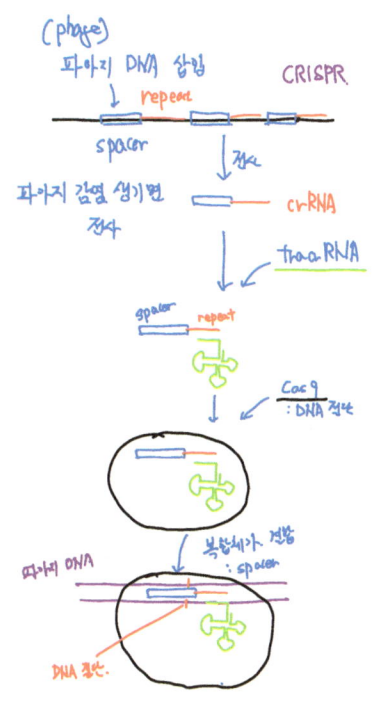

- DNA의 특정 부위를 절단함.
- 세균은 파아지 DNA를 자르기 위해 개발함
- 사람은 crRNA를 제작하여 DNA를 마음대로 자르기 위해 개발

* 그 밖의 기술

- Yeast two hybrid : 효모를 이용하여 단백질들이 결합하는지 확인하는 실험
- EMSA = GMSA : DNA(프로모터)와 단백질(전사인자)이 결합하는지 확인하는 실험
- ELISA : 항체를 이용하여 특정 단백질을 확인하고 정량하는 실험

* 신호전달
  - 내분비 (endocrine) : 호르몬. 내분비세포 —혈액→ 목표세포
  - 측분비 (paracrine) : 국소조절자. 신경 전달 물질. 세포 —주변→ 목표세포
  - 자가분비 (autocrine) : 국소 조절자. 세포

    cf) 원거리 수송 : ┌ 내분비
                    └ 신경세포

| 세포막 수용체 (단백질) | vs | 세포 내 수용체 (단백질) |

- 극성 / 친수성 신호분자
  ex) 단백질계. 아민계 - 에피네프린

- 비극성 / 소수성 신호분자
  ex) 스테로이드 (~론,존,겐). 아민계 - 티록신. 기체 - NO.

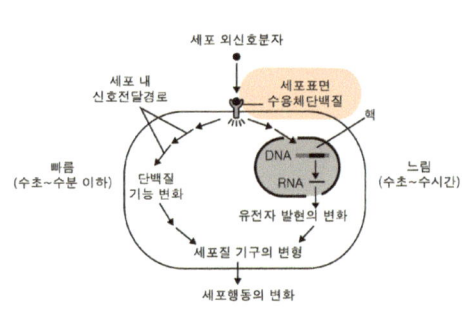
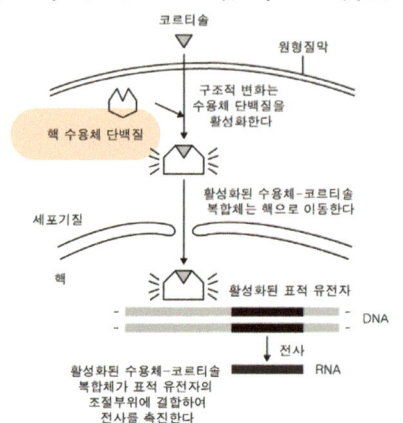

- 세포막 수용체 ┌ GPCR : 가장 많음. 에피네프린
              ├ TK : 성장호르몬. 인슐린
              └ 이온채널 : 아세틸콜린

- 세포내 수용체 : 코티졸. 알도스테론. 티록신

- 2차 전달자 생성 : cAMP. DAG. IP₃. Ca²⁺. cGMP.

- 수용체가 직접 유전자 발현 (전사) 조절

- 빠른 신호전달

- 느린 신호전달

- 증폭효과 큼 : 효소에 의한 전달

- 증폭효과 작음 : 유전자 발현

* 동물의 조직 : 세포 → 조직 → 기관 → 기관계 → 개체

- 상피조직
  - 단층 편평 상피 : 폐포, 모세혈관
  - 중층 〃 : 입
  - 입방상피 : 관, 샘
  - (단층) 원주 상피 : 소장 (흡수)
  - 거짓 다층 섬모 원주상피 : 기관지

- 결합 조직 : 힘줄, 인대, 뼈, 연골, 혈액, 림프액, 지방(세포), 면역세포

- 근조직 : 골격근, 심장근, 평활근 (내장근, 혈관근)

- 신경 조직 : ~신경, 성상세포, 뇌실막세포, 슈반세포, 희소돌기세포, 미세 소교세포

* 호르몬 특징

- 내분비조직 ─혈액→ 표적세포

- 혈액에 미량존재 하지만 표적세포 내 반응은 크게 증폭

- 지속적인 영향 : 소수성 호르몬의 반감기가 더 김 - 운반체 단백질에 의한 보호

- 항상성 조절 : 혈압, 삼투압, 혈중 Ca^{2+}농도, 등
  - 음성피드백 : 호르몬 분비 억제, 대부분의 호르몬
  - 양성피드백 : 호르몬 분비 촉진, 옥시토신, 프로락틴

- 길항관계 : 서로 대비되는 효과   인슐린 vs 글루카곤,   PTH vs 칼시토닌
                                    혈당 내림 혈당 올림 $[Ca^{2+}]\uparrow$ $[Ca^{2+}]\downarrow$

* 뇌하수체 후엽 호르몬 : 시상하부에서 생성, 뇌하수체 후엽에 저장/분비

- 항이뇨 호르몬 / ADH / 바소프레신 (Vasopressin)

  고삼투몰 → (시상하부) → (뇌.후엽) ADH 분비 → (신장, 집합관) 물 재흡수 촉진 → 삼투몰 감소
                 300 mOsm/L 유지

- 옥시토신

  출산 신호 → (시상하부) → (뇌.후엽) 옥시토신 분비 → (자궁) 수축 → 출산
                                       ⊕ 양성 되먹임

* 뇌하수체 전엽 호르몬 : 뇌하수체 전엽에서 생산/분비

- FSH (여포자극 호르몬), LH (황체 형성 호르몬)

  사춘기 → (시상하부) G_nRH → (뇌.전엽) ┌ FSH → (난소) 여포 발달, 제1난모세포가 제2난모세포가 됨
  　　　　　　　　　　　　　　　　　　 └ LH → (난소) 배란, 황체생성.

  사춘기 → (시상하부) G_nRH → (뇌.전엽) ┌ FSH → (정소. 세르톨리 세포) 정자 형성 촉진
  　　　　　　　　　　　　　　　　　　 └ LH → (정소. 레이히디 세포) 테스토스테론 분비.

- TSH (갑상선 자극 호르몬)

  · 저체온/무기력증 → (시상하부) TRH → (뇌.전엽) TSH → (갑상선) 티록신/T_4 → (심장) 심박수 증가
  　　　　　　　　　 ⊖　　　　　　　　 ⊖　음성되먹임　　　　　　　　　　　　　　　(세포) 물질대사촉진
  　　 열 발생

  · 요오드(I) 결핍 : 내륙지방, 해조류 섭취 부족, [티록신]↓ [TSH]↑ 갑상선 기능 저하, 갑상선 비대증

  · 그레이브스 병 : 자가면역, 항체가 TSH 처럼 작용, [티록신]↑ [TSH]↓ 갑상선 기능 항진, 갑상선종

- ACTH (부신피질 자극 호르몬)

  · 장기간 스트레스 → (시상하부) CRH → (뇌.전엽) ACTH → (부신피질) ┌ 코티졸 → (근육) 단백질 분해
  　　　　　　　　　 ⊖　　　　　　　 ⊖　음성피드백　　　　　　　　　　　　　　　　　(지방) 지방분해
  　　　 (간) 포도당 신생 촉진
  　　　 (면역) 염증악화.
  　　　　　　　　　　　　　　　　　　　　　　　　　　　　　　　　　└ 알도스테론 → (신장) Na^+, 물 재흡수 촉진
  　　　 K^+ 분비촉진.
  　　　 ↳ 혈압상승

- 성장호르몬

  · 성장기 → (시상하부) GHRH → (뇌.전엽) GH ┬ (간) IGF-1 → 뼈, 연골, 근육 성장
  　　　　　　　　　　　　　　　　　　　　　　 └──────────→ 뼈, 근육 성장

  · 성장호르몬 결핍 → 왜소증

- 프로락틴

  · 출산 전후 → (시상하부) PRH → (뇌.전엽) 프로락틴 → (젖샘) 모유 생성 촉진

  cf) 옥시토신 : 모유 분비 촉진

* 혈당 조절 : 기준 - 90 mg 포도당/100 mL 혈장

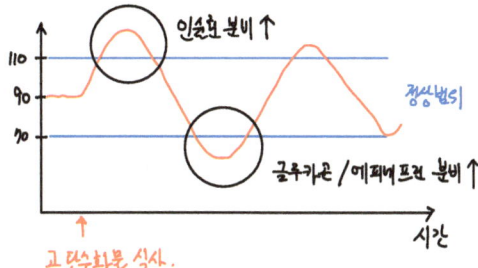

- 혈당 상승 → (시상하부) →⊕ (췌장. β세포) 인슐린 → (간) 글리코겐 분해 억제. 해당과정 촉진. 포도당 신생 억제
  부교감신경 ⊖   (근육) 단백질 분해 억제. 포도당흡수촉진: GLUT-4
                                           (지방) 지방 분해 억제. 포도당 흡수 촉진: GLUT-4
                                                          └→ 혈당 감소.

- 혈당 하강 → (시상하부) → (췌장. α세포) 글루카곤 → (간) 글리코겐 분해촉진, 포도당 신생 촉진 → 혈당 증가
              교감신경   → (부신수질) 에피네프린 → (지방) 지방분해 촉진

* 당뇨병

- I형 : 자가 면역. 췌장 β세포 파괴. 인슐린 결핍. 어린 나이 발병.
- II형 : 과식/과음 or 과도한 비만. 인슐린 수용체 저항성 증가 (= 감수성 감소). 성인기 주로 발병.

· 당뇨 증상

- 혈당증가 → 당뇨 → 삼투성이뇨/혈액 농축 → 혈류량감소 → 혈압 감소
                    소변량증가   └→ 헤마토크릿 증가 → 혈액점도증가.
- 지방분해 증가 → (간) 케토체 형성 → 혈액 산성화/대사성 산증 → 과호흡: 산혈에 환성화
                 - 아세톤   호흡계 ↑

* 칼슘 농도 조절 : 10 mg Ca²⁺/100 mL 혈장

- 칼슘 농도 증가 → (갑상선. C세포) 칼시토닌 → (뼈) Ca²⁺ 흡수. 조골세포 활성화
                                           (신장) Ca²⁺ 재흡수억제 : 소변 Ca²⁺ 증가

- 칼슘 농도 감소 → (부갑상선) PTH → (뼈) Ca²⁺ 방출. 파골세포 활성화
                = 부갑상선 호르몬   (신장) Ca²⁺ 재흡수 촉진 : 소변 Ca²⁺ 감소
                = 파라토르몬   · Vit D 활성화.

  · Vit D : · 피부에서 자외선에 의해 합성 - 콜레칼시페롤 (불활성형)
           · 간. 신장 거쳐 활성화 - 칼시트리올 (활성화된 비타민 D)
           · 소장에서 음식물의 Ca²⁺ 흡수 → 혈중 Ca²⁺ 농도 증가.

* 막전압 (membrane potential. 막전위)

- 이온의 농도 기울기 & 이온투과성 → 막전압 발생
  - Na^+-K^+ 펌프가 만듦
    - 밖 - Na^+ 농도 높음
    - 안 - K^+ 농도 높음
  - 이온채널이 만듦
    - Na^+채널 : ⊕화. Na^+유입
    - K^+채널 : ⊖화. K^+유출

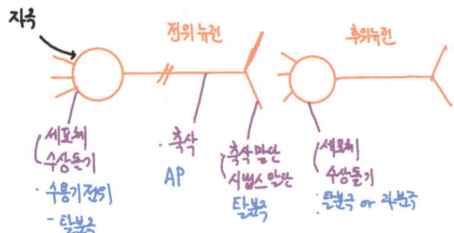
자극 → 전위 뉴런 → 후위뉴런
- 세포체/수상돌기 · 수용기전위 - 탈분극
- 축삭 AP
- 축삭말단 시냅스 말단 · 탈분극
- 세포체/수상돌기 · 탈분극 or 과분극

* 활동 전위 (AP. action potential)

- 역치 이상의 자극에서만 생성됨
- 전압 의존성 채널
- AP 크기는 일정.
- 역치이상의 자극이 셀수록 AP 빈도 증가.
- 전도 속도 : 축삭직경이 클수록 & 수초가 있을 때 (유수신경) 전도속도 빠름

③ 활동전위의 상승기
  - 탈분극. 전압의존성 Na^+채널 열림
④ 활동 전위의 하강기
  - 재분극. 전압의존성 K^+ 채널 열림
    " Na^+ 채널 닫힘

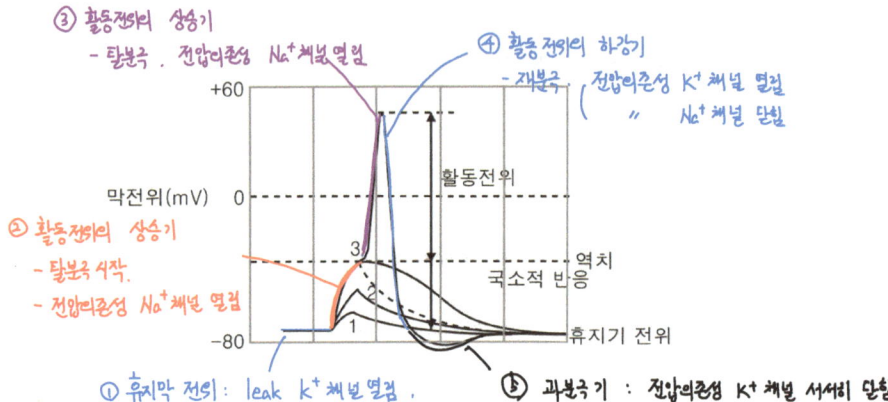

② 활동전위의 상승기
  - 탈분극 시작.
  - 전압의존성 Na^+채널 열림

① 휴지막 전위 : leak K^+ 채널열림.
⑤ 과분극기 : 전압의존성 K^+ 채널 서서히 닫힘

* 시냅스에서의 흥분 전달

- 전기적 시냅스 : 전위 뉴런과 후위뉴런이 간극 연접으로 직접 연결. AP 직접 전달.
- 화학적 시냅스 : 전위 뉴런에서 신경 전달물질 분비. → 후위 뉴런에 탈분극(흥분) or 과분극(억제) 유도.

- 신호전달 순서
  ① AP이 시냅스 말단에 도달
  ② 전압의존성 Ca^{2+}채널 열림 : Ca^{2+}이 세포내 유입. 탈분극
  ③ 신경 전달 물질 분비
  ④ 후위 뉴런에 ┌ 탈분극 / 흥분 / EPSP 흥분성 시냅스 후 전위
              └ 과분극 / 억제 / IPSP 억제성 시냅스 후 전위
  ⑤ ┌ 효소에 의한 신경 전달 물질 제거
     └ 전위 뉴런으로 신경 전달 물질 재흡수

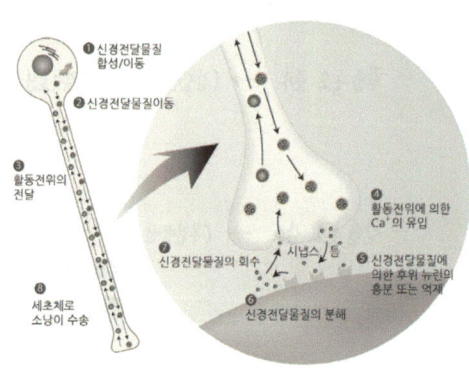

※ 자율신경

안정. 휴식기 : 부교감신경계 : 아세틸콜린 분비

흥분. 싸움. 도망. 운동시 : 노르에피네프린 분비
(부신수질) 에피네프린 분비

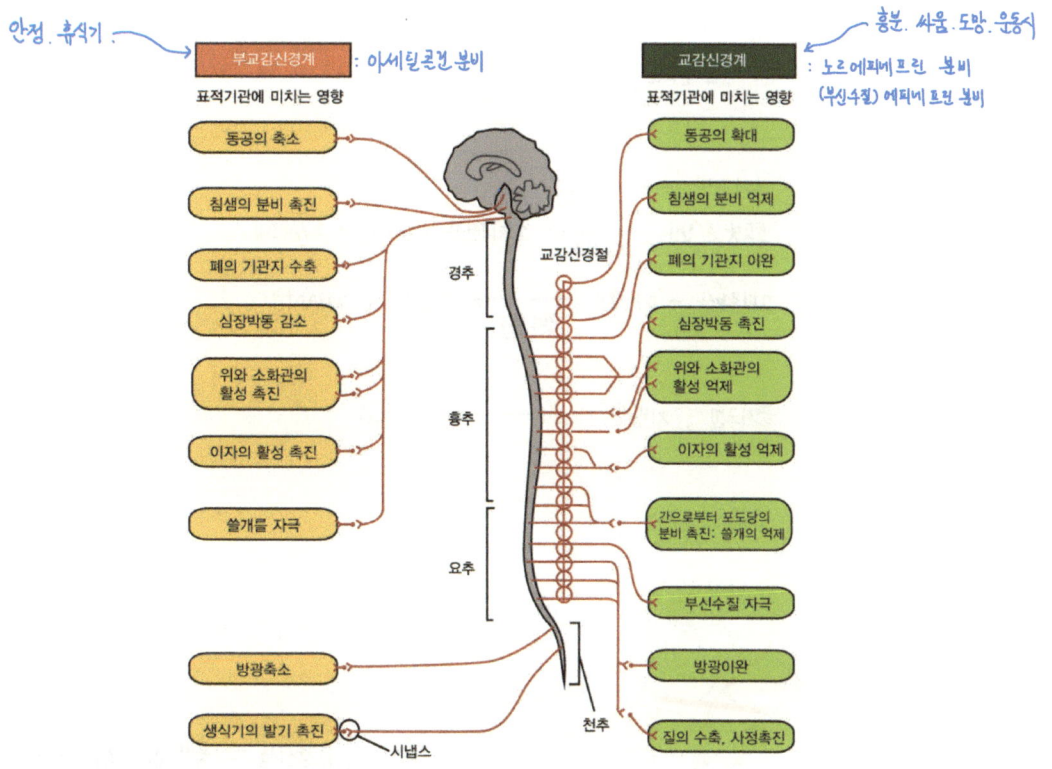

※ 골격근 수축

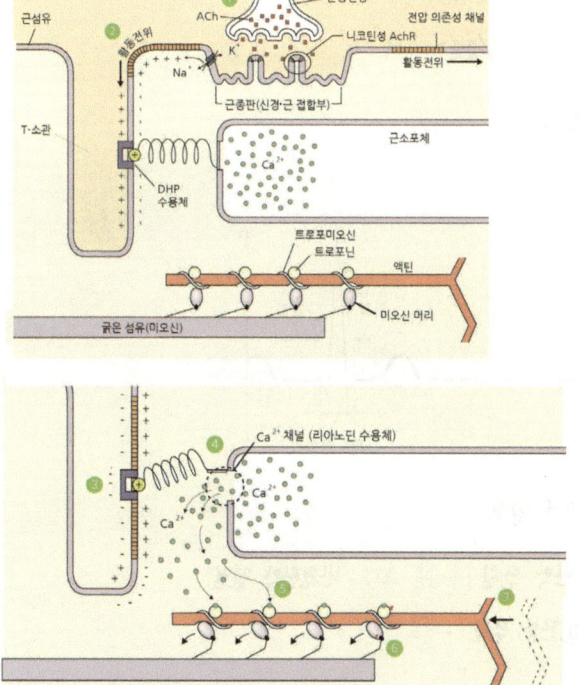

① (운동신경) 아세틸콜린 분비
② (근섬유) 탈분극 → AP 생성
③ (근소포체) Ca^{2+}이 세포질로 방출
④ Ca^{2+}이 트로포닌에 결합
⑤ 트로포미오신 구조변화
　→· 액틴(가는)섬유와 미오신(굵은)섬유 결합
　　· ATP가 ADP와 Pi로 분해
⑥ 미오신 머리 구조 변화 :
　→· 가는섬유가 굵은 섬유 따라 이동
　　· Pi. ADP가 "떨어짐"
　cf) ATP가 있어야 가는섬유와 굵은 섬유가 "떨어짐"

※ 골격근 내 에너지원

① 크레아틴 인산 : 크레아틴 인산↓ → ADP/ATP → Pr↑
　　　　　　　　　크레아틴↑　　　　　　　　　　　
　　　　　　　　　　　　　　　　　　　　　　일정

② 혐기성 대사 : 글리코겐↓ → 포도당·6·인산
　　　　　　　　포도당·6·인산 ──해당과정──→ 2 피루브산 + 3 ATP + 2NADH
　　　　　　　　2피루브산 + 2NADH ──젖산 발효──→ 2젖산↑ + 2NAD⁺↑

③ 호기성 대사 : 글리코겐, 지방산 ──→ CO_2, H_2O

※ 심장 자동성

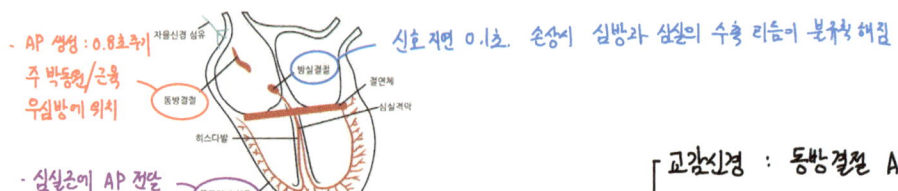

- AP 생성 : 0.8초 주기 (자율신경 영향)
  주 박동원/근육
  우심방에 위치
- 심실근에 AP 전달
  빠른 전도

　　교감신경 : 동방결절 AP 주기 짧게 만듦
　　부교감신경 : 〃　　　　 〃　길게 만듦

· 전기적 신호 전도 : 동방결절 → 방실결절 → 히스다발/심실
　　　　　　　　　　심방
· 심전도 : P파　　　　QRS파

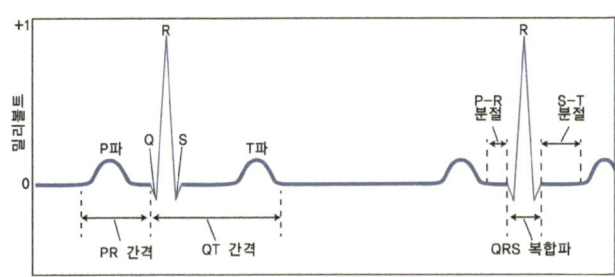

- P파 : 심방수축. 방실판막 열림
- QRS파 : 심실수축. 방실판막 닫힘 (1심음, 두) 반월판막 열림
- T파 : 심실이완. 반월판막 닫힘 (2심음, 즈)

* 혈압

- 혈관에 부딪히는 힘
- 혈액이 흐르는 힘 : 동맥 ⟶ 모세혈관 ⟶ 정맥
  80~120 mmHg   0 mmHg

- 혈압 결정 요인 ┌ 심박출량 : 1분동안 심장에서 나오는 혈액량. 1회 박출량 × 심박수
              ├ 말초저항 : 혈액이 흐르는 것을 방해하는 힘. 소동맥 수축시 혈압 상승
              └ 혈류량

- 혈류속도는 총단면적과 반비례 : 동맥 > 정맥 > 모세혈관

* 혈액순환 - 이중순환

┌ 폐순환 : 우심장 →(폐동맥)→ 폐 →(폐정맥)→ 좌심장
│ O_2 풍부. 동맥혈
└ 체순환 : 좌심장 →(대동맥)→ ┬→ 뇌동맥 → 뇌 → 뇌정맥 → 상대정맥 → 우심장
                          ├→ 간동맥 → 간 → 간정맥 → 하대정맥 → 우심장
                          │   ↑
                          │   간문맥
                          └→ 장동맥 → 소장

* 모세혈관

- 작은 분자가 구멍 통해 이동, 확산의 원리. 기준 - 단백질 보다 작은 크기
- 혈압이 높고 혈장삼투압이 낮으면 여과 잘됨

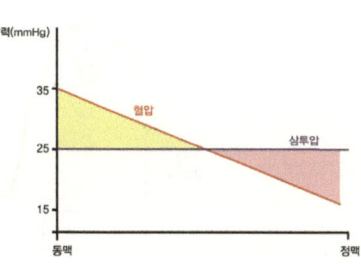

* 혈액 응고

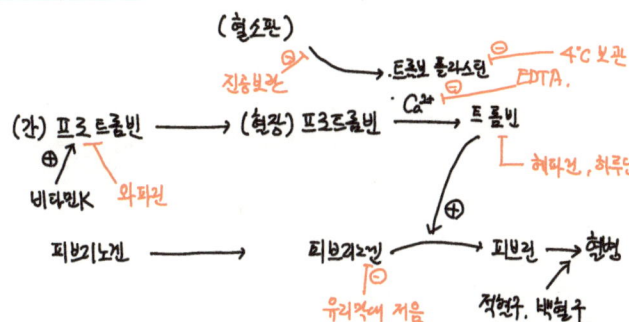

※ 호흡운동

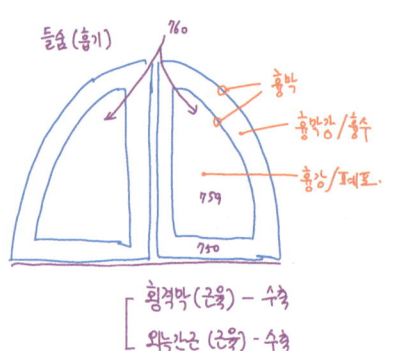
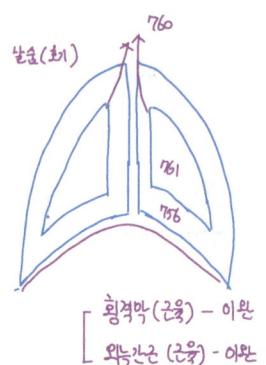

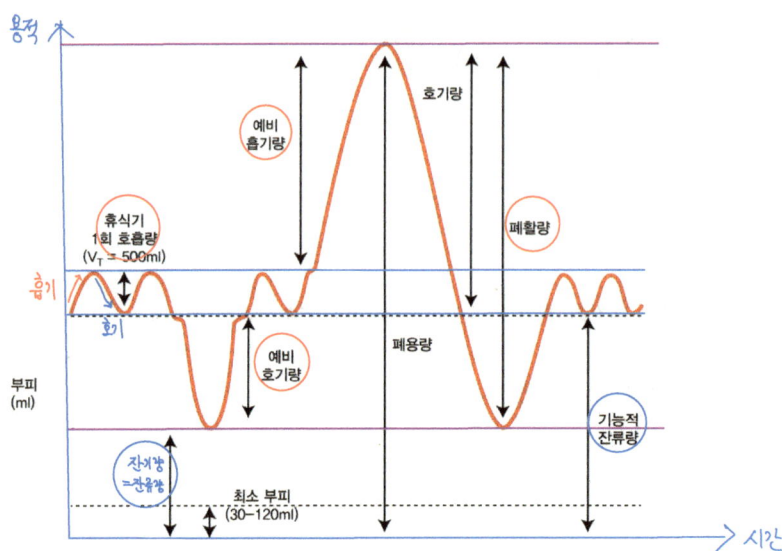

✱ 산소 운반

- 분압차에 의한 수송 : 대기 → 폐 → 동맥혈 → 조직
  P_{O_2}: 160   100   <40
  mmHg

- 혈액에 있는 때 운반수단 : 적혈구 - 헤모글로빈 (heme - 단백)

운동시 산소헤리포↑. 해리곡선 우측 이동

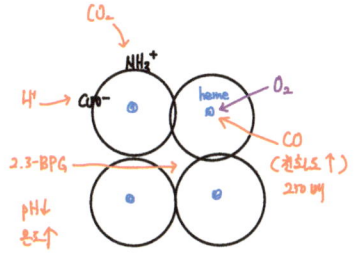
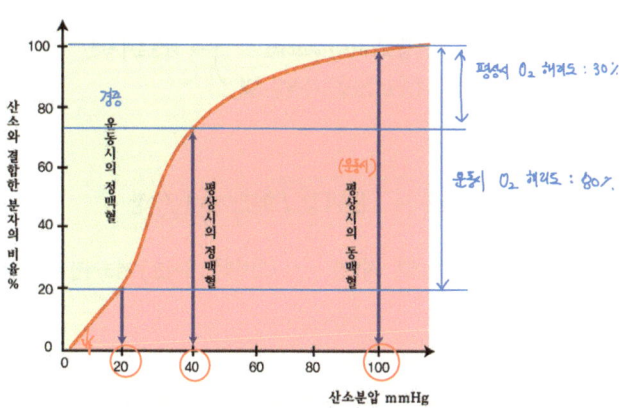

평상시 O_2 해리도 : 30%
운동시 O_2 해리도 : 60%

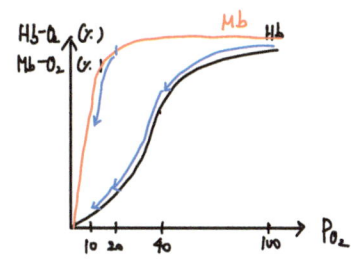
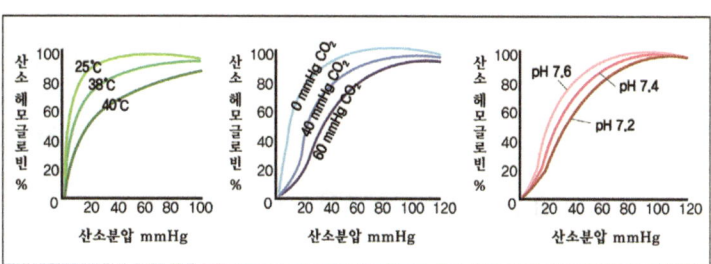

✱ 이산화 탄소 운반

- HCO_3^- : 혈장에 존재. 70%.
  적혈구 내 탄산무수화 효소에 의해 생성. Cl^-와 교환수송
- $Hb-CO_2$: 적혈구 내 존재. 23%.
  · 헤모글로빈의 아미노기에 결합 (카바미노 헤모글로빈)
- CO_2 : 혈장에 녹은 형태. 7%.

* 소화작용 - 입, 위

입 : · 기계적 소화
　　 · 화학적 소화 : 침 - 아밀라제 : 녹말/글리코겐 ⟶ 엿당

위 : 주세포 - 펩시노겐
　　 부세포(벽세포) - HCl : · 펩시노겐 ⟶ 펩신 (⊕ 양성 되먹임)
　　　　　　　　　　　　　· 살균작용. (예) 헬리코박터 파이로리 - 위궤양, 위암

　　 (G세포) 가스트린
　　 (장크롬 세포) 히스타민 ⟶ 위산 분비 촉진
　　 (부교감신경) 아세틸콜린

* 소화작용 - 십이지장/췌장/쓸개/소장

⎡ 산성. HCl 지방산 ⟶ (십이지장. S세포) 세크레틴 ⟶ (이자) $Na^+ \cdot HCO_3^-$
⎢　　　　　　　　　　　　　　　　　　　　　　　　　　　↓
⎢　　　　　　　　　　　　　　　　　　　　　　　　　(소장) pH ↑
⎣ 펩톤. 지방산 ⟶ (십이지장. K세포) 콜레시스토키닌 ⟶ (췌장) 소화효소액 분비 : 트립시노겐, 키모트립시노겐
　　　　　　　　　　　　　　　　　　　　　　┃　　　　　　　　　　　　　　　리파아제, 아밀라제 등
　　　　　　　　　　　　　　　　　　　　　　↓
　　　　　　　　　　　　　　　　　　　　(쓸개) 쓸개즙 분비
　　　　　　　　　　　　　　　　　　　　　└ · 간에서 생성. 쓸개에 저장/분비
　　　　　　　　　　　　　　　　　　　　　　· 유화작용 : 큰 지방 덩어리 ⟶ 작은 지방 덩어리
　　　　　　　　　　　　　　　　　　　　　　· 소화작용 (×)

- 트립시노겐 ─(소장) 엔테로키나아제→ 트립신 (양성피드백)
　 키모트립시노겐 ─────────⟶ 키모트립신

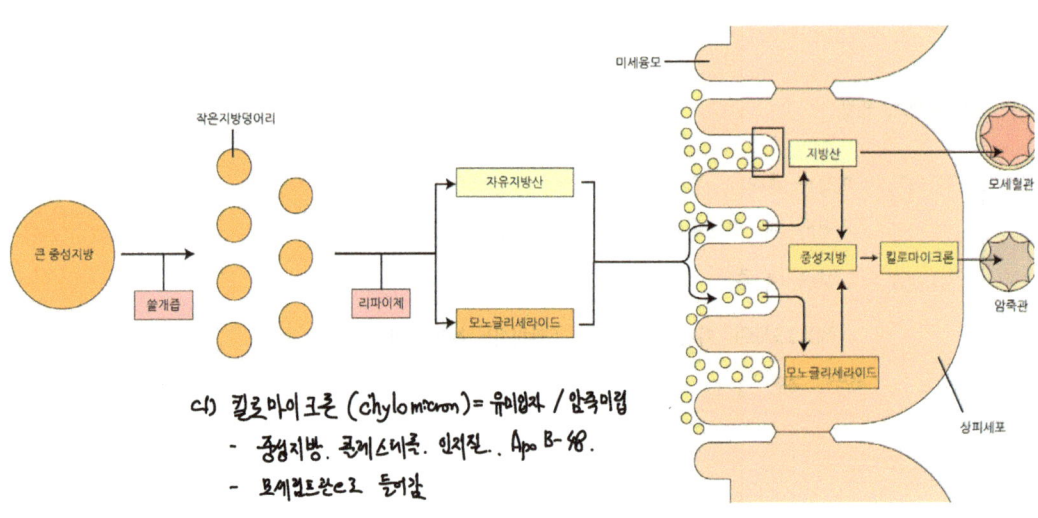

cf) 킬로마이크론 (chylomicron) = 유미입자/암죽미립
　　- 중성지방, 콜레스테롤, 인지질, Apo B-48
　　- 모세림프관으로 들어감

✳ 소화양분의 이동 경로

- 아미노산, 단당류 → (소장) 모세혈관 ─ 간문맥 → 간
  - 미세융모
  - → 표면적 증가

- 지방산 + 모노글리세리드 ┐ 중성지방
- 인지질   ├ 킬로마이크론 → (소장) 암죽관 → 가슴관 → 쇄골하 정맥 → 상대정맥 → 우심장 → 폐 → 좌심장 → 간
- 콜레스테롤   │   = 유미관
- 단백질   ┘   = 모세림프관

✳ 소변 생성과정

- 간에서 요소 생성 : 단백질, 핵산 대사 → NH_3 → (간) 요소생성
- 신장에서 소변 생성

  - 여과 : 사구체 → 보우먼 주머니, 혈압에 의함, 단백질보다 작은 것만 여과.
  - 재흡수 : 세뇨관 → 혈액, 능동수송 많음, 주로 근위세뇨관
  - 분비 : 혈액 → 세뇨관, 〃 , 주로 원위세뇨관

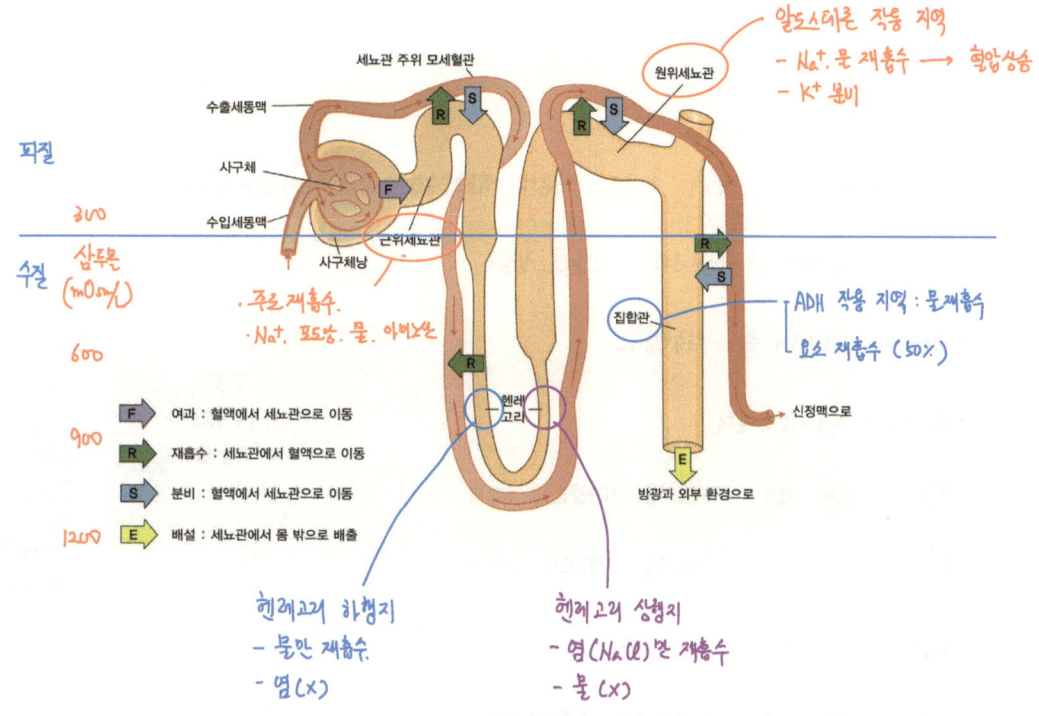

- 알도스테론 작용 지역
  - Na^+, 물 재흡수 → 혈압상승
  - K^+ 분비

- ADH 작용 지역 : 물재흡수
- 요소 재흡수 (50%)

- 헨레고리 하행지
  - 물만 재흡수
  - 염 (X)

- 헨레고리 상행지
  - 염 ($NaCl$)만 재흡수
  - 물 (X)

- 피질
- 수질
- 삼투몰 (mOsm/) : 300, 600, 900, 1200

- F : 여과 : 혈액에서 세뇨관으로 이동
- R : 재흡수 : 세뇨관에서 혈액으로 이동
- S : 분비 : 혈액에서 세뇨관으로 이동
- E : 배설 : 세뇨관에서 몸 밖으로 배출

* 신장에서의 혈압조절 : RAAS - 레닌. 안지오텐신. 알도스테론 system.

```
저혈압.              (간)안지오텐시노겐
교감신경 ─→ (신장)레닌 ↓
         (폐)ACE ─→ 안지오텐신 I
                      ↓
                   안지오텐신 Ⅱ ─→ 소동맥수축 : 말초 저항 증가
                    ↙     ↘
         (부신피질)알도스테론  (뇌하수체 후엽) ADH
              ↓              ↓
          $Na^+$, 물재흡수    혈관수축              혈압상승!
          혈류량 증가       물재흡수
                          혈류량 증가.
```

* 비특이적 / 선천성 / 내재성 면역   vs.   특이적 / 후천성 / 적응 면역

- 무척추 / 척추 동물   - 척추 동물
- 즉각적. 약한 반응   - 느린. 강한 반응
- B세포. T세포 제외 모두.   - B세포. T세포
                                       ┌ 다양성 : 항체. TCR.
                                       ├ 면역 관용 : 자기(self)를 공격하는 세포를 제거(Apoptosis. 세포사멸)
                                       └ 면역 기억 ┌ 1차 면역 반응 : 항원 첫 침입. 항체 - 양 적음. 결합력 약함. IgM
                                                  └ 2차 면역 반응 : 항원 재 침입. 항체 - 양 많음. 결합력 강함. IgG

* 비특이적 면역

- 보체 : 혈장 단백질 (간 → 혈액). 20종류. 옵소닌화. 염증반응촉진. 막공격 복합체 형성 - IgM. IgG

- 인터페론 : 바이러스 감염된 세포가 분비. 비감염세포 활성화.

- 히스타민 : 비만세포가 분비. 염증반응촉진

- 리소자임 : 세균 세포벽 분해.

- 호중구 : 과립형. 혈액. 식세포작용. 가장많음. 3엽 핵

- 호산구 : "   ". 식세포작용. 기생충방어. 2엽 핵

- 호염구 : "   ". 염증반응 유발. 2엽 핵

- 대식세포 : 식세포 작용. 단핵구에서 유래. 항원제시세포

- 수지상세포 : 식세포 작용. 항원제시 세포.

- NK세포 (자연 살해 세포) : I형 MHC가 없는 암세포. 감염된 세포제거.

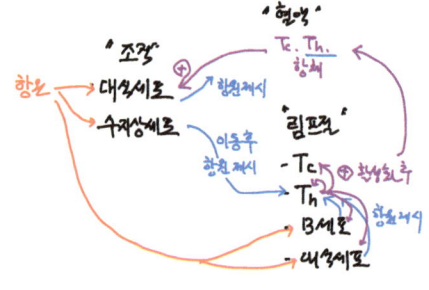

* 특이적 면역 세포 종류

- B세포 (림프구) : 체액성 면역 - 항체 분비
  - 골수에서 생성/분화
- 세포독성 T 세포 (림프구) : 세포성면역 - 감염된 세포, 암세포를 세포사멸 시킴
  - 골수에서 생성, 가슴샘(흉선)에서 분화
- 도움/조력 T 세포 (림프구) : 면역세포들 활성화시킴
  - 골수에서 생성, 가슴샘(흉선)에서 분화

* 항체 구조

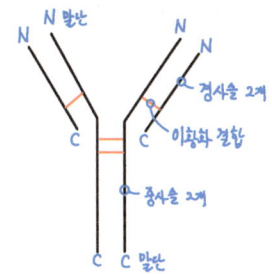
- N 말단
- 경사슬 2개
- 이황화 결합
- 중사슬 2개
- C 말단

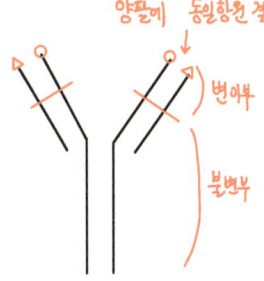
- 양끝에 동일항원 결합
- 변이부
- 불변부

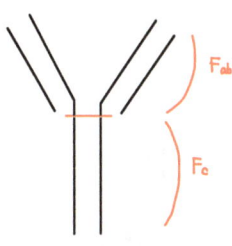
- F_{ab}
- F_c

* 항체의 다양성

- 한 B세포는 동일한 종류의 항체를 생산한다.
- B세포들끼리는 서로 다른 항체를 생성한다.
  - → 항체의 다양성 : 변이부 지역이 다르다.
    - 유전자 재조합 ┌ 중사슬 유전자 : V. D. J
                   └ 경사슬 유전자 : V. J.
  - 체성 과돌연변이 : 항체 변이부의 염기치환

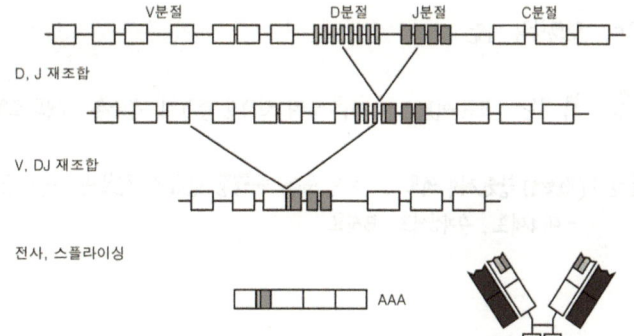

* 항체의 종류

- IgD : 막부착형, 단량체, 분화 B세포, 항원인식 → 세포 내 신호작용
- IgM ┬ 막부착형, 단량체, 분화 B세포.
       └ 분비형, 오량체, 항원 성숙한 B세포가 분비, 보체 활성화, 1차 면역 반응의 주항체
- IgG : 분비형, 단량체, 도움 T세포가 활성화시킨 B세포가 분비, 보체 활성화, 2차 면역 반응의 주항체, 중화, 침전, 옵소닌화, ADCC
- IgA : 분비형, 이량체, 도움 T세포가 활성화시킨 B세포가 분비, 점막/초유 등에 존재.
- IgE : 분비형, 단량체, 도움 T세포가 활성화시킨 B세포가 분비, 비만세포에 결합 → 즉시형 과민증/알레르기 유발.

* T세포

항원제시   전문적 항원제시
I형 MHC CD8   II형 MHC CD4
핵 있는 고려세포 ┤├═ Tc : 암세포   대식세포·수지상세포·B세포 ┤├═ Th : 항체생성세포
              TCR   감염된 세포) 제거   스스로 활성화
            (만든 단백질) (바이러스, 세균)   (먹은 단백질)
                           리스테리아   I형 MHC

* MHC (주조직 적합성 복합체)와 이식면역

- MHC는 세포수준에서 개개인을 구분 하는 요소 : 대립 유전자가 다양함
  └ 장기(조직)를 이식할 때 고려해야 함 : 동일 MHC 일 때 거부 반응 없음

- MHC의 면역학적 역할
  ┌ I형 : 핵 있는 모든 세포. 내부 유래 단백질 항원과 결합후 세포 표면에 제시. → 세포독성 T세포
  └ II형 : (전문적) 항원제시 세포.. 외부 유래 단백질 항원과 결합후 세포 표면에 제시 → 도움 T세포
         - 대식세포, 수지상세포, B세포

* 정자 형성

- 사춘기 이후 정자 형성 : (시상하부) GnRH ⟶ (뇌하수체 전엽) FSH ⟶ (정소) 세르톨리세포 : 정자 형성
　　　　　　　　　　　　　　　⊖　　　　　　　⊖　　LH　　　　　레이디히 세포 : 테스토스테론 분비

* 난자 형성

- 사춘기 이후 난자 형성 : · 난소에 보관 중인 제1난모세포의 감수분열 재개
　　　　　　　　　　　　　　　　　　전기I에 멈춤
　　　　　　　　　　　· 한달에 평균 1개의 난자를 생성

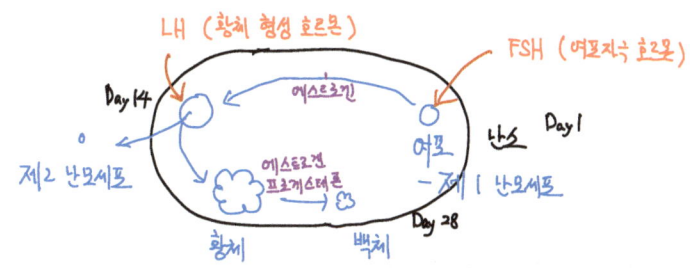

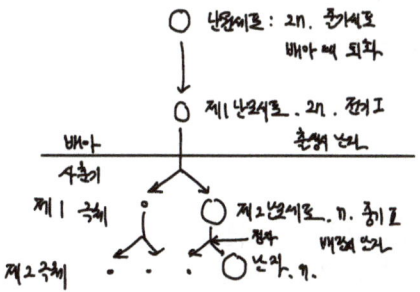

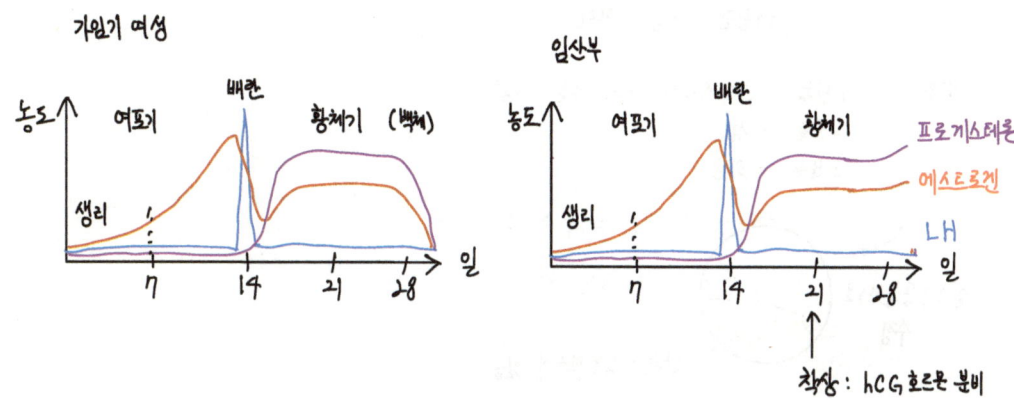

* 수정

- 성게   ① 난자 젤리층의 유인 물질이 정자유인

　　　　② 정자의 첨체 반응 : 가수분해 효소 - 젤리층 분해
　　　　　　　　　　　　　　미세섬유 신장

　　　　③ 정자 단백질 · 난자 단백질 결합

　　　　④ 다수정 방지 ┌ 급속 방지 = 빠른 차단 : 양이온유입 → 탈분극
　　　　　　　　　　　└ 완만 방지 = 느린 차단 : Ca^{2+} → 수정막 형성

* 난할

- 수정란의 체세포 (유사) 분열.

- 분열 시 ┌ 세포크기 감소. 세포질양 감소.
　　　　　└ 염색체 수 유지. DNA양 유지. 배아 크기 유지.

- 짧은 세포주기 : S기, M기 반복

- 종마다 분열 방식 다름

　　　┌ 완전 난할 (전할) ┌ 등황란 : 극피동물-성게, 포유류-사람, 연체동물-달팽이
　　　│　　　　　　　　 └ 중황란 : 양서류 - 개구리
　　　└ 불완전 난할 ┌ 단황란 : 어류, 조류
　　　　　　　　　　└ 중점황란 : 곤충 - 초파리

- 개구리 : 1난할 - 회색 신월환 반으로 나눔. 경할
　　　　　 2난할 - 경할
　　　　　 3난할 - 위할

　　　　　　　　피층 회전 : 정자가 침입한 곳으로 회전
　　　　　　　　회색 신월환 : 발생에 중요, 등부위
정자는 동물극으로 수정
　　　　　　　　난황 : 식물극 쪽에 있음

＊ 낭배 형성

- 낭배 : 3배엽성 배아.

- 수정란 →(유사분열, 난할)→ 포배 →(낭배형성)→ 낭배

포배 : 미분화. 포배강.
낭배 초기 : 미분화. 원구 - 항문 (후구동물)
낭배 후기 : 분화 (위치 중요). 원장

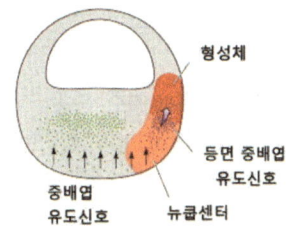

형성체
등면 중배엽 유도신호
중배엽 유도신호
뉴클센터

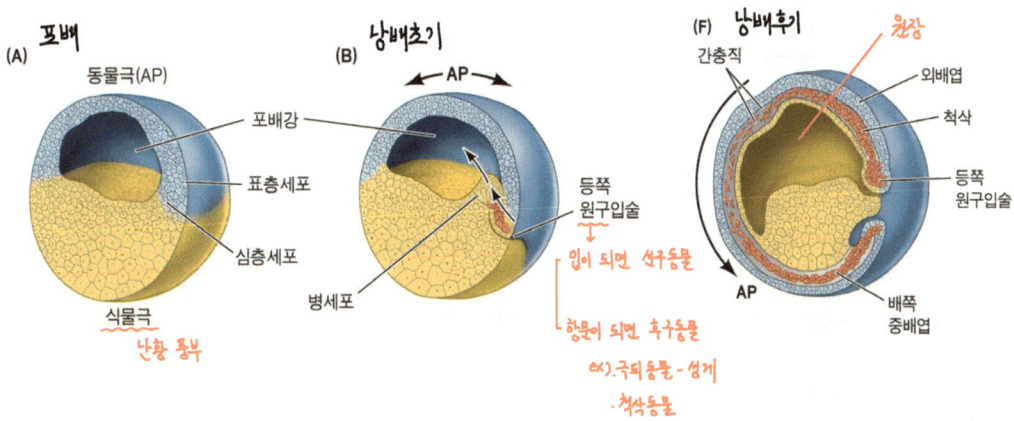

(A) 포배 — 동물극(AP), 포배강, 표층세포, 심층세포, 식물극 (난황 풍부)

(B) 낭배초기 — AP, 등쪽 원구입술, 병세포
입이 되면 선구동물
항문이 되면 후구동물
ex) 극피동물 - 성게
· 척삭동물

(F) 낭배후기 — 원장, 간충직, 외배엽, 척삭, 등쪽 원구입술, 배쪽 중배엽, AP

- 외배엽 : 피부 상피, 땀샘, 신경계, 감각계, 부신수질, 턱, 치아
- 중배엽 : 골격계, 근육계, 순환계, 림프계, 생식계, 피부진피, 부신피질
- 내배엽 : 소화계, 호흡계, 간.

* 식물의 구성

- 세포 → 조직 → 조직계 → 기관 → 개체
  - 조직계: 표피, 기본, 관다발
  - 기관: 뿌리, 줄기, 잎

- 물수송 : 수분 퍼텐셜의 차에 의한 수송
  - 증산작용 : 기공열림에 의해 물 증발
  - 장력·응집력·부착력에 의한 물관 이동
  - 뿌리 : 삼투압 증가에 따른 물 흡수

  토양 ──→ 뿌리 ──→ 줄기 ─────→ 잎
           삼투   물관: 응집력   · 증산작용
          -질산염(NO_3^-) 흡수   · 장력   :기공 통해 물 증발!
          -인산염(HPO_4^{2-})   · 부착력
          -물 흡수

  수분퍼텐셜차에 의해 수송

- 양분수송 : 광합성한 잎에서 주변으로 퍼짐.
  - 체관에 설탕이 있으면 삼투로 물 유입 → 압류에 의한 이동

* 식물 호르몬

- 옥신 : 굴광성, 세포 신장(산성신장설), 낮은농도옥신-생장 촉진 : 줄기 > 뿌리, 정아우성

- 지베렐린 : 발아촉진, 열매 생장촉진 : 씨없는 포도, 이년생작물 생장

- 시토키닌 : 세포분열 촉진.

- 앱시스산 : 기공 닫힘, 종자휴면, 발아 억제.

- 에틸렌 : 메티오닌에서 생성, 기체로 작용, 노화 촉진, 과일성숙, 탈리촉진

* 광주기성

- 장일식물 : 애기장대, 한계 암기보다 짧은 암기 일때 개화
- 단일식물 : 도꼬마리, 한계 암기보다 긴 암기 일때 개화
           암기 중단 - 암기 중 빛을 비추면 개화 안됨.

피토크롬 : 잎에 존재, 세포질에 있는 인산화 효소, 적색광 수용체
  · 일장주기 조절.
  · P_r ──→ P_{fr} ──→ P_r
       적색광   · 근적색광
                   · 암기

  낮 : P_{fr} 이 많음 (적색광 > 근적색광)
  밤 : P_r 이 많음.

* 육상 생물 군계 : 연평균 기온, 연 강수량으로 구분

- 열대우림 : 연중 30°C. 강수량 3000 mm. 적도근처. 식물우점. 토양이 척박. 산성화.- 미생물의 유기산
- 사막 : 강수량 250mm. 일교차 큼.
- 온대 활엽수 : 낙엽성 목본
- 한대침엽수 / 타이가 : 시베리아. 캐나다북부. 상록수. 침엽수
- 툰드라 : 북극. 고산지대. 영구동토층. 배수불량. 늪지. 이끼.

* 개체군 : 한 서식지내 한 종

- 밀도 : 증가요인 - 높은 출생률. 낮은 사망률. 높은 이입률. 낮은 이출률
- 분포 : 집중분포 - 일반적. 밀도 비의존적. 질서유지. 사회성활. 미세환경에 민감
        균등/균일 분포 - 밀도 의존적. 경쟁심화 ⟶ 텃세권 (세력권)
- 생존곡선 : 1000 마리의 동령 개체군이 시간이 지남에 따라 생존 한 수를 표시

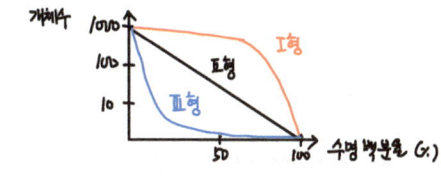

Ⅰ형 : 사람형. 노년기에 사망률 높음
Ⅱ형 : 다람쥐형. 비교적 사망률 일정
Ⅲ형 : 굴형. 유년기에 사망률 높음.

- 생장곡선 : 개체군 크기 증가 양상

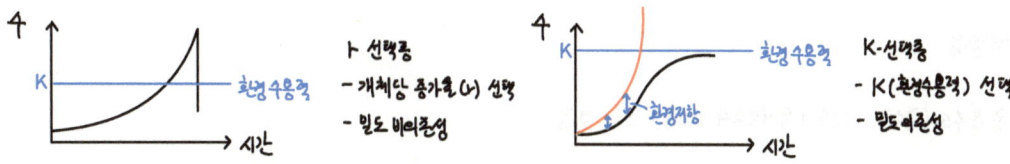

r선택 - 지수형 성장. J자형	K선택 - 로지스트 성장. S자형
·몸집작은 하등한 생물	·몸집 큰 고등한 생물
·1년이하 수명. 빠른 성장/발달	·다년 수명. 느린 성장/발달
·1회 생식 - 많은 자손	·다회 생식 - 적은 자손
·생존곡선 : Ⅲ형	·생존곡선 : Ⅰ형

* 군집 : 한 서식지에 사는 모든 종

- 작용 : 환경이 생물에 미치는 영향
- 반작용 : 생물이 환경에 미치는 영향
- 상호작용 : 생물이 생물에 미치는 영향

- 상리공생 : 집게와 말미잘, (지의류) 촉수와 조류, 뿌리혹 박테리아와 식물
- 편리공생 : 고래와 따개비
- 편해공생 : 사슴과 물거리 풀
- 기생 : 밤나무와 겨우살이
- 피식/포식 : 영양과 사자

- 군집 내 종구성 : 우점종, 희소종, 핵심(경점)종, 외래종, 근원종, 창서종 ─ 환경을 변화시키는 종 ex) 비버
  └ 다른 종을 멸종시키는 종

* 생태적 지위 (niche) : 이용하는 생물학적, 무생물학적 자원의 총합으로 구분

- 생태적 지위가 겹치면 경쟁 함
- 경쟁적 배제 : 경쟁에 의해 한 종이 멸종
- 군집 내 생태적 지위가 같은 두 종이 공존 할 수 없다.

- 기본 생태적 지위 : 한 종만 있을 때 가지는 생태적 지위
- 실제 생태적 지위 : 다른 생물과의 상호작용으로 인해 축소된 생태적 지위.

- 생태적 지위가 겹치면 경쟁 → ┌ 형질치환 : 동소적, 형질을 바꿔 경쟁 회피 ex) 핀치새의 부리 크기
                              └ 분서 : 서식지를 나누어 경쟁 회피 ex) 조간대의 따개비
                                · 자원분배

* 종다양성

- 종풍부도 (종수), 균등도 (상대밀도의 균일성) 으로 결정

- 종다양성이 높아지는 조건 : ┌ 적도지역 > 극지역
                              ├ 큰 서식지
                              ├ 중간 교란 가설 : 적정 교란있을 때 종다양성 증가
                              ├ 단편화 (X)
                              ├ 적은 영양분
                              └ 가까운 섬 > 먼 섬, 큰 섬 > 작은 섬

* **에너지 흐름** : ・한 방향 . 태양 → 생산자 → 소비자 → 분해자 → 우주

・순1차 생산량 = 총 생산량 - 생산자의 호흡량

・생장량 = 순1차 생산량 - 피식량 - 고사량

・영양효율 = $\dfrac{\text{현 단계의 에너지}}{\text{전 단계의 에너지}} \times 100\,(\%)$

・생산효율 = $\dfrac{\text{생장에 사용된 에너지}}{\text{동화된 에너지}} \times 100\,(\%)$

- 개체수 피라미드 : 열대우림은 역 피라미드
- 생물량 피라미드 : 수생 생태계는 역 피라미드
- 에너지 피라미드

* **물질 순환** : ・탄소 - 가장 큰 저장고 : 암석 . 토양에 있어 순환(X)
　　　　　　　대기 중 CO_2가 순환 : 광합성 . 세포호흡

・질소 - 가장 큰 저장고 : 대기 (N_2)
　　・세균에 의한 고정 $N_2 \rightarrow NH_3$
　　・식물이 흡수하여 단백질 . 핵산 생성 $NH_4^+ / NO_3^- \rightarrow$ 아미노산 / 핵산

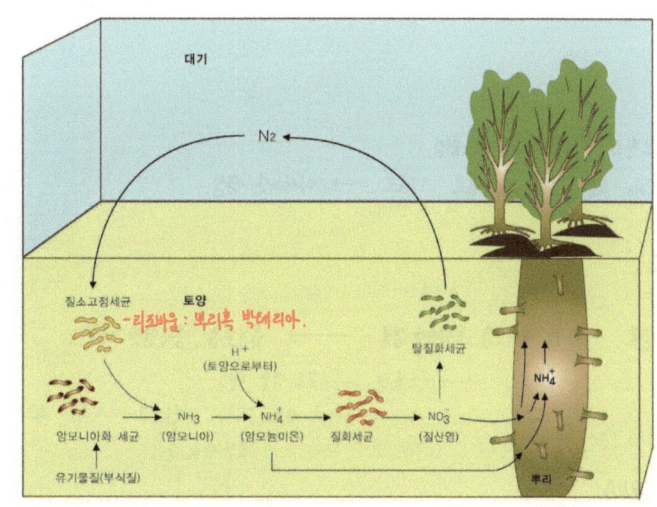
- 리조비움 : 뿌리혹 박테리아

* 천이 : 시간이 지남에 따라 변해가는 군집의 상

- 1차 천이 : (건생천이). 느리다. 용암대지. 빙퇴석.. 개척자 : 지의류 - 균류와 조류의 공생
  · 지의류 → 초본 → 관목 → 양수 → 혼합림 → 음수
  · 극상 - 음수. 군집순 생산량이 0

- 2차 천이 : 빠르다. 화재. 홍수, 개척자 : 초본
  초본 → 관목 → 양수 → 혼합림 → 음수

* 환경 오염

- 대기오염 : CO_2. CH_4 - 온실효과 : 지구에서 방출되는 열을 보유. 북반구 겨울철에 난방으로 온도상승
  SO_2. NO_2 - 산성비 : 지의류 > 1년생초본 순으로 피해
  CFC - 오존 파괴. 자외선이 강해짐 → 피부암.
  분진 - 자외선 차단 → 비타민 D 부족. 구루병
  2차 오염 물질 - 광화학 스모그. PAN. O_3. 포름알데히드 : 호흡기 질환

- 하천 오염 : · 녹조 - 높은 수온. 부영양화 : 인산염. 질산염 증가
  · BOD 증가. DO 감소.
  cf) 적조 - 쌍편모조류 : 독소방출

- 토양 오염 : · 납. 카드뮴. 수은 등 중금속.
  · 생물농축 : 상위 포식자에 축적.
  · 다이옥신 : 환경 호르몬. 생식기 교란

* 생물의 진화

- 밀러의 실험 : · 오파린 홀데인의 가설 증명.
  · CH_4. NH_3. H_2O. H_2 넣고 스파크 → 아미노산 생성.

- 원시대기 : O_2 없음.

- 무기호흡. 종속영양 생물 → 유기호흡. 독립영양 생물 → 유기호흡. 종속영양 생물.
  └→ 산소발생 : 무기호흡 생물 제거.
      · O_3층 생성 : 자외선 차단으로 육지온도 하강
          육상 생물 출현

- 최초의 유전자 : RNA
  : 생성되기 쉽다. 촉매 기능 있다 (리보자임. ribozyme) 유전정보 기능 있다.
  역전사효소가 역전사하여 DNA 만듦

※ **다윈의 진화론** : · 자연 선택설
 · 다양한 형질의 많은 자손이 생성.
 · 종간 경쟁 → 약한 종 도태 : 생존능력과 번식능력 차이
 · 대립 유전자의 빈도 변화. → 새로운 종 탄생

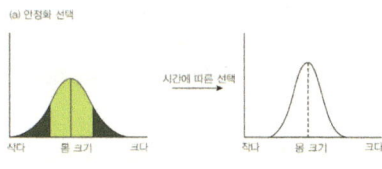
· 형질의 다양성 감소
· 형질의 평균값 유지.

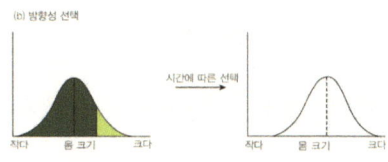
예) 항생제에 의한 내성균 증가.

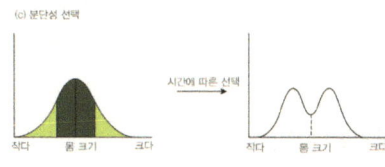
- 종분화 초기에 나타남

※ **소진화 (micro evolution)** : 유전자 풀의 변화

- 자연선택

- 돌연변이 : 대립유전자 수 증가.

- 유전적 부동 : 우연한 사건에 의한 대립유전자 빈도 변화.
 · 병목효과 : 개체수 감소
 · 창시자효과 : 모집단과 유전자풀이 다른 새로운 집단
 · 개체군 크기가 작을수록 유전적 부동 효과 큼.

- 유전자 흐름 : 개체의 이동. 꽃가루가 다른 개체군에 전달

- 선택교배 ┌ 성간 선택 : 암컷이 선호하는 형질 가진 수컷을 선택
         └ 성내 선택 : 수컷이 서로 경쟁하며 암컷 모두 차지

* 종 (species)

- 생물학적 종 : · 유성생식 · 교배가 가능 · 생식력 없는 자손 낳음. ⟶ 같은 종
  · 생식적 격리가 있으면 다른 종
  · 생식적 격리는 없으나 다른 지역에 사는 다른 형태면 아종

- 생식적 격리 ┌ 수정(접합) 전 격리 : 시기적 격리, 행동적 격리, 기계적 격리, 배우자 격리
  └ 수정(접합) 후 격리 : 잡종 만들어 졌으나 출생(×), 불임, 약화

┌ 이소(이지역성) 종분화 : 두 집단간 거리가 멀수록 종분화 잘됨
└ 동소(동지역성) 종분화 : 배수화, 같은 지역에 있어도 종분화됨, 유전적차이 큼

┌ 발산진화 : 종의 다양성 증가, 적응방산 - 다윈, 갈라파고스 제도 각 섬의 핀치새의 다양한 부리
├ 수렴진화 : 다른 종이지만 유사한 환경에서 형태가 유사해짐
└ 공동진화 : 포식자와 피식자의 진화, 공통크기 증가

┌ 단속 평형설 : 진화가 일어나지 않다가 갑자기 크게 진행됨
└ 점진 주의 : 진화가 시간의 흐름에 따라 서서히 진행됨

- 이명법 : 종의 표기법   Homo sapiens   Linne
                       속명   종명   명명자
                       이탤릭체   · 정자
                       첫 글자만 대문자   · 첫 글자만 대문자

┌ 상동성 : 공통조상에서 분은 공통 형질이나 형태 등이 다를수 있음
│   - 사람의 팔, 고양이의 발, 박쥐의 날개, 고래의 지느러미
└ 상사 : 다른 조상에서 유래하였으나 형태 등이 유사해짐

* 계통수

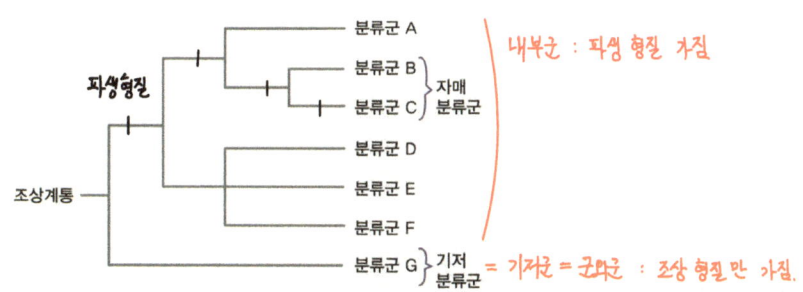

내부군 : 파생 형질 가짐

= 기저군 = 군외군 : 조상 형질만 가짐.

단계통 : 공통조상과 모든 자손   측계통 : 공통조상과 일부자손   다계통 : 다른 조상과 일부자손

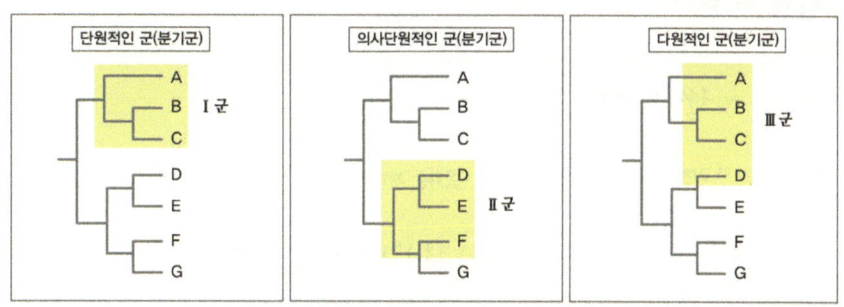

* 3영역

	진정세균 - 대장균	고세균 - 대장균	진핵생물 - 효모.동물.식물
핵. 세포소기관	×	×	O
세포벽 - 펩티도글리칸	O	×	×
막지질	에스테르결합. 분지(×)	에테르 결합. 분지(O)	에스테르결합. 분지(×)
리보솜	70 S	70 S	80 S
스트렙토마이신, 클로람페니콜 페니실린 감수성	O	×	×
오페론, 플라스미드	O	O	×
히스톤, 인트론	×	O	O
RNA 중합효소	1 종류	여러 종류	3 종류
1st 아미노산	포밀 메티오닌	메티오닌	메티오닌

※ 식물의 진화

녹조류 : 원생생물, 엽록소 a, b
  ↓ 배(0)
선태식물 ex) 이끼
  ↓ 관다발(0)
양치식물 ex) 고사리
  ↓ 이배체(2n), 종자(0)
종자식물 ┌ 겉씨식물 ex) 은행나무, 소나무
        │   밑씨 뒤치, 씨방(0), 중복수정(0) - 배젖(3n), 꽃(0)
        │ 속씨식물 ┌ 쌍떡잎식물 ex) 장미, 콩두
        │   │ 2. 원뿌리, 곁뿌리형성층(0), 규칙꽃잎배란, 넓은잎, 그물맥, 꽃잎 4~5배수
        │   │ 매꽃수. 수염뿌리,   (x), 산적꽃이배란, 좁은잎, 나란히맥, 3배수
        └ 외떡잎식물 ex) 옥수수, 벼, (백합)

※ 프리온 (prion) : 정상 PrP 단백질이 돌연변이 됨 → 프리온끼리 결합 → 뇌세포 죽음

  (양) 스크래피, (소) 광우병, (사람) 크로이펠츠-야콥병, 쿠루병

※ 비로이드 (viroid) : RNA 감염체, 식물에 감염

※ 동물의 진화

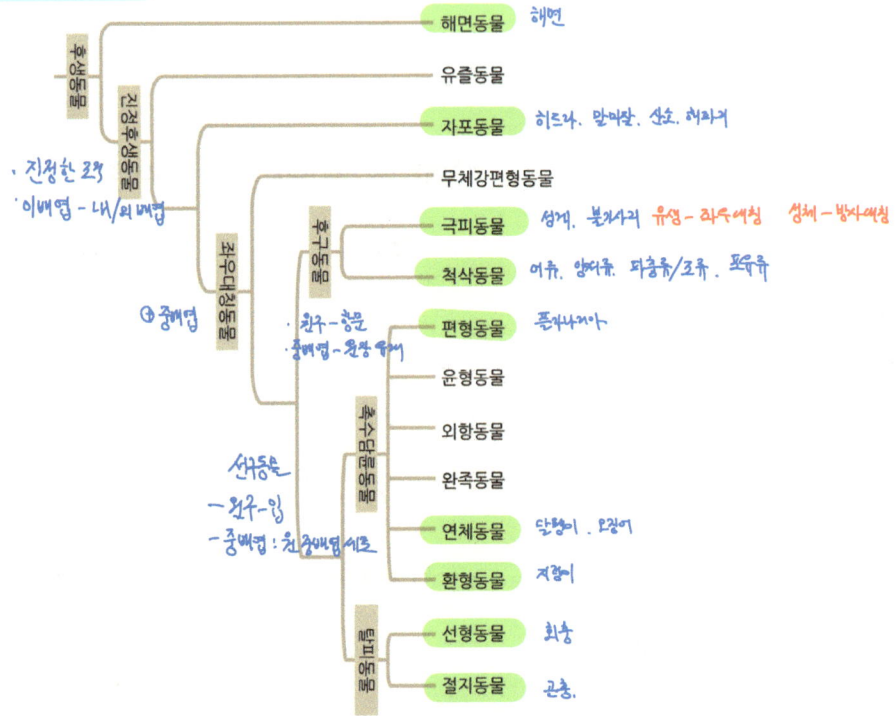

약 력

서울대학교 생명과학부(유전공학전공) 박사과정
서울대학교 생명과학부(유전공학전공) 석사 졸
現 김영편입학원 전임교수
現 한빛변리사학원 전임교수
現 위스토리 대표
前 메가엠디 전임교수
前 프라임엠디 전임교수
前 위너스엠디 전임교수
前 서울메디컬스쿨 전임교수
前 삼성의료원 연구팀장

저 서

TB편입생물. 위스토리. 2023
TB편입생물문제집. 위스토리. 2022
TBcore필기노트 3판. 위스토리. 2016-2019
TB생물 워크북 2판. 위스토리. 2016~2018
TB기본문제집 9판. 위스토리. 2014-2022
Total Biology's Solution. 6판, 위스토리. 2011~2018
적중문제풀이 13판. 한빛지적소유권센터. 2009~2019
Total Biology 10판. 위스토리. 2008~2019
새로운 생물 19판. 한빛지적소유권센터. 2007~2022
생물 Subnote. 한빛지적소유권센터. 2006

논문(SCI논문)

Journal of Thoracic Oncology. 2006 Sep;1(7):622-8.
International Journal of Cancer. 2005 Jul;115(4):575-81
Nature Cell Biology. 2004 Feb;6(2):129-37.
Genomics & Informatics. 2003 Dec;1(2):101-107

생물학의 정리